ÄRZTLICHER RATGEBER

CORNELIA ULRICH

Immunstark in die Zukunft

Impressum

1. Auflage/2023
Copyright Cinagemo-Verlag, Bergisch Gladbach
deine-selbsthypnose.de

Fotografie/Buchdesign: Lucas Ulrich, Cornelia Ulrich
Lektorat: Dr. Maria Zaffarana

Ihre Meinung zu diesem Buch ist uns wichtig. Bitte schreiben Sie uns Ihre Anmerkungen an: info@arztpraxis-hypnosetherapie.de

Haftungsausschluss

Alle Empfehlungen, Anregungen und Dosierungsanleitungen in diesem Buch wurden sorgfältig erarbeitet und geprüft. Jedoch übernehmen weder Autorin noch Verlag eine Haftung für etwaige Personenschäden, auch nicht für Vermögens- und Sachschäden, die sich durch die Umsetzung der Informationen in diesem Buch oder die Nutzung der Audioaufnahme zur Selbsthypnose „Immunstark in die Zukunft" ergeben. Bitte holen Sie bei gesundheitlichen Beschwerden immer ärztlichen Rat ein.
Auch für die Quellenangaben und Links Dritter, auf deren Inhalte Autorin und Verlag keinen Einfluss haben, übernehmen Autorin und Verlag keine Gewähr beziehungsweise Haftung für die Richtigkeit, Vollständigkeit und Aktualität, obwohl auch diese natürlich vor Drucklegung sorgfältig geprüft worden sind. Haftungsansprüche gegen die Autorin und den Verlag aufgrund des Gebrauchs oder der Nutzung der dargebotenen Informationen sind somit ausgeschlossen.
Das Gesamtwerk wurde selbstverständlich mit größter Sorgfalt erarbeitet.

Druck: msk marketingservice köln GmbH

Verwendung von umweltfreundlichen Biodruckfarben

FSC MIX Papier FSC® C011331

ISBN 978-3-00-075783-9

ÄRZTLICHER RATGEBER

CORNELIA ULRICH

Immunstark in die Zukunft

Ernährung, Medizin, Klimaschutz & Kunst

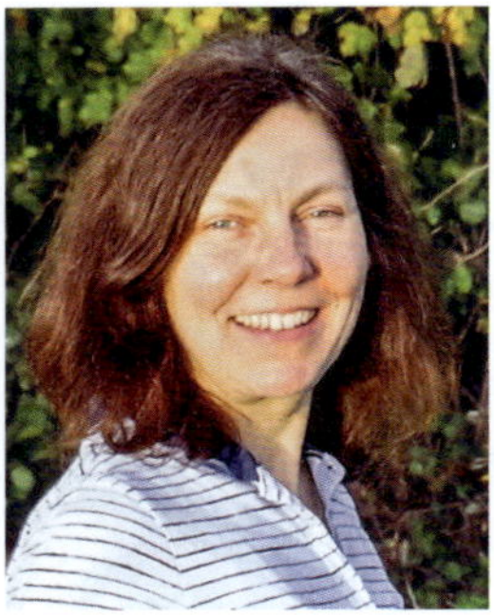

Über die Autorin:

Cornelia Ulrich ist Ärztin, Autorin und Mutter von zwei Söhnen. Sie sieht sich als Vermittlerin zwischen Medizin, Kunst und Natur. Dabei ist ihr der Klimaschutz ein großes Anliegen. Sie greift auf einen großen Erfahrungsschatz aus der Arbeits-, Palliativ-, Allgemein- und Inneren Medizin sowie der geriatrischen Rehabilitation zurück. Bereits während ihres Studiums hat sie sich naturheilkundlich und ernährungsmedizinisch fortgebildet, immer auf der Suche nach effektiven ganzheitlichen Heilmethoden. Mit großer Freude kombiniert sie daher schulmedizinisches Wissen mit der Komplementärmedizin. Seit 2019 arbeitet sie als Ernährungsmedizinerin und Hypnosetherapeutin mit dem Schwerpunkt
Hypnoanalyse/Regressionstherapie in eigener privatärztlicher Praxis.
In ihrer Freizeit ist sie mit der Musik- und Kunstszene eng verbunden.
Durch gemeinsames Musizieren, das Schreiben von Gedichten und ökologisches Gärtnern schöpft sie ihre Kraft.

Dieses Buch ist Ihnen,
liebe Leserin und lieber Leser,
liebe Lesende,
gewidmet.

Ich bin sehr dankbar dafür, Sie einen Teil Ihres Weges zu mehr Gesundheit und Lebendigkeit begleiten zu dürfen.

Wandeln auf neuen Wegen
Inspiration
Entspannung und Freiheit finden

Inhaltsverzeichnis

Vorwort

*Mit Selbstvertrauen, Dankbarkeit und Gelassenheit
können wir leichter die Wege des Lebens gehen –
durch Täler und über Berge.*

Liebe Lesende,

sehr gerne zeige ich Ihnen, wie Sie Ihr Immunsystem an den Wurzeln, also ursachenbezogen, nachhaltig stärken und gleichzeitig einen wichtigen Beitrag zum Klimaschutz leisten können. Denn der ungezielte und überflüssige Einsatz von Arzneimitteln, beispielsweise Antibiotika, belastet das gesamte Ökosystem. Industriellen Nahrungsmitteln fehlt es oft an Qualität und dadurch an Lebendigkeit. Ein Ungleichgewicht des gesamten Stoffwechsels ist die Folge. Meine Antworten darauf in diesem Ratgeber sind schulmedizinisch fundiert und reichen doch gleichzeitig weit darüber hinaus. Es ist ein besonderes Buch in einer besonderen Zeit.
Alle medizinischen Sachverhalte werden dabei eingebettet in Poesie, Naturaufnahmen und künstlerischen Abbildungen. „Immunstark in die Zukunft" ist für Menschen geschrieben, die ihr Immunsystem ganzheitlich stärken und gleichzeitig über den viel zitierten Tellerrand blicken möchten, kurz: die eigene Gesundheit und die der Erde verbessern möchten.
Ich behandle meine Patientinnen und Patienten seit Jahren erfolgreich mit einer Kombination aus Schul- und Komplementärmedizin. Ernährungsmedizin und Hypnosetherapie bi den einen Schwerpunkt. Immer wieder erkenne ich dabei, dass viele Erkrankungen eine psychosomatische Ursache haben beziehungsweise durch eine falsche Ernährung gefördert werden. Der Mangel an Vitaminen und Mineralstoffen versetzt den Körper in eine Dauerkrise.
Mit großer Begeisterung setze ich auf Heilerfolge durch die Arbeit mit dem Unterbewusstsein in tiefen Entspannungszuständen. In Hypnose ist es möglich innerhalb weniger Sitzungen erstaunliche Ergebnisse zu erzielen. Langjährig bestehende Ängste und sogar das Messie-Syndrom können geheilt, Schlafstörungen, Gewichtsprobleme und Schmerzzustände, etwa Migräne, behoben werden.

Die Liste der Beispiele ließe sich fortsetzen.
Ich bedaure deshalb sehr, dass die medizinische Hypnose nicht Bestandteil des Medizinstudiums ist und die Bedeutung der Ernährung zur Prävention und Heilung weiterhin unterschätzt wird.
Wichtig ist es mir, dem unentbehrlichen Vitamin D3 größere Beachtung zu schenken. Denn insbesondere in Ballungsgebieten erreicht aufgrund von Umweltverschmutzung selbst im Sommer nicht genug UV-B-Strahlung die Haut. Dies wäre aber essenziell, um Vitamin D3 im Körper zu produzieren.
Aus aktuellem Anlass gehe ich zudem auf die Bedeutung der Kunst in medizinischen und politischen Krisenzeiten ein. Vergangene Selbstverständlichkeiten wie der Frieden in Europa thematisiere ich ebenfalls und erlaube mir, den Finger in medizinische wie gesellschaftliche Wunden zu legen.
Ich lade Sie ein, Gesundheit, Ernährung und Medizin neu zu begreifen. Dazu spanne ich einen Bogen von der klassischen Schulmedizin über lebendige Ernährung und den Einsatz von Nahrungsergänzungsmitteln bis zur Hypnosetherapie. Die kostenlose Audioaufnahme „Selbsthypnose zur Immunstärkung“, verlinkt im Buch, rundet den Ratgeber für alle Sinne ab.
Medizinische Sachtexte verschmelzen mit lyrischen, wodurch ein sicherlich einmaliges Leseerlebnis entsteht.
Mein Ziel ist es aufzuklären und den Blick zu schärfen. Dazu bedarf es keinerlei medizinischer Vorkenntnisse. Gleichwohl ist dieser Ratgeber auch für praktizierende Therapeuten eine Bereicherung.

Wegen der besseren Lesbarkeit verzichte ich in manchen Textabschnitten auf das ausführliche Gendern.

Ein bisschen LICHT

Zeit ohne Geist
Wald ohne Regen
Arten ohne Vielfalt
Natur ohne Schutz
Wildnis ohne Raum
Moore ohne Wasser
Kosten ohne Teilung
Mieten ohne Bremse
Zukunft ohne Rücksicht
Bürokratie ohne Flexibilität
Künstliches ohne Intelligenz
Apotheken ohne Medikamente
Großindustrie ohne Energieeinsparung
Landwirtschaftsmanagement ohne Mistkäfer
Klimapolitikinteressenkonflikte ohne Erwachen
Weltraum ohne Ressourcennutzungsordnung
Massensterben ohne Meteoriteinschlag
Artenschutz ohne Grundgesetz
Feuerpausen ohne Einhaltung
Regierende ohne Benehmen
Ängste ohne Therapeuten
Regelwerke ohne Konsens
Informationen ohne Halt
Menschen ohne Rechte
Wohlstand ohne Glück
Kirche ohne Wahrheit
Frieden ohne Dauer
Inflation ohne Ende
Kunst mit Zensur

Ein bisschen LICHT für unsere Jugend
–
das wünsche ich mir.

Einleitung

Das geniale Immunsystem – eine starke Einheit

Jeder Mensch besitzt ein angeborenes und ein erworbenes Immunsystem. Diese körpereigenen Abwehrsysteme schützen uns vor Krankheitserregern. Außerdem versuchen sie unermüdlich, Schadstoffe aus der Umwelt sowie mutierte und defekte Körperzellen zu beseitigen.
Kommt das Immunsystem etwa mit Viren in Berührung, speichert es jede Menge Informationen über sie ab. Begegnet es ihnen erneut, kann es deutlich schneller und effektiver gegen sie vorgehen.

Vertrauen in unsere Abwehrkräfte

Um uns zu schützen arbeitet das Immunsystem Tag und Nacht. Hierbei sind die Immunzellen sehr kommunikativ und äußerst beweglich. Wird Alarm ausgelöst, sind sie enorm schnell am Einsatzort. Dort leisten sie stets hervorragende Arbeit. Unsere innere Gesundheitspolizei ist also optimal ausgerüstet.

Allerdings hat sie auch gefährliche Gegenspieler: Angst, negatives Gedankenkreisen und Traurigkeit über einen längeren Zeitraum schwächen unseren Körper. Es kommt vermehrt und lange zur Ausschüttung von Stresshormonen, insbesondere Cortisol. Chronisch erhöhte Cortisolspiegel bremsen schließlich die Immunabwehr aus.

Doch wir haben die Möglichkeit, unsere psychische Gesundheit zu stärken, sie kräftig zu unterstützen. Vertrauen Sie auf Ihre Abwehrkräfte und die vielfältigen Möglichkeiten, somit Ihr Immunsystem zu stärken.

Erkenntnisse aus der Wissenschaft sowie vernünftig eingesetzte Schul- und Komplementärmedizin, verbunden mit Ernährungsmedizin, Hypnosetherapie und Eigeninitiative sind ein wunderbares Team in Krisenzeiten.

Eine gute Entscheidung

Der Mangel an Ärzten und Pflegepersonal sowie die Veränderungen des Klimas stellen uns vor neue Herausforderungen.

Mein Ratgeber zeigt Ihnen eine Vielzahl von Möglichkeiten, wie Sie sich gut um Ihr eigenes Wohlbefinden – aber auch um das Wohlergehen Ihrer Umgebung – kümmern können.

Der Weg zu einer besseren Gesundheit ist immer eine Entscheidung. Es lohnt sich unbedingt, dafür die Zügel selbst in die Hand zu nehmen.

Suchen Sie sich die Empfehlungen aus, die für Sie gut passen. Dabei gibt es nicht nur den einen richtigen Weg. Wichtig ist, dass Sie trotz aller Veränderungen versuchen, entspannt, mit Lebensfreude und einer Prise Humor Ihren Alltag in Familie und Beruf zu gestalten.

Ich freue mich, mit Ihnen nun auf eine immunstarke und inspirierende Reise zu gehen.

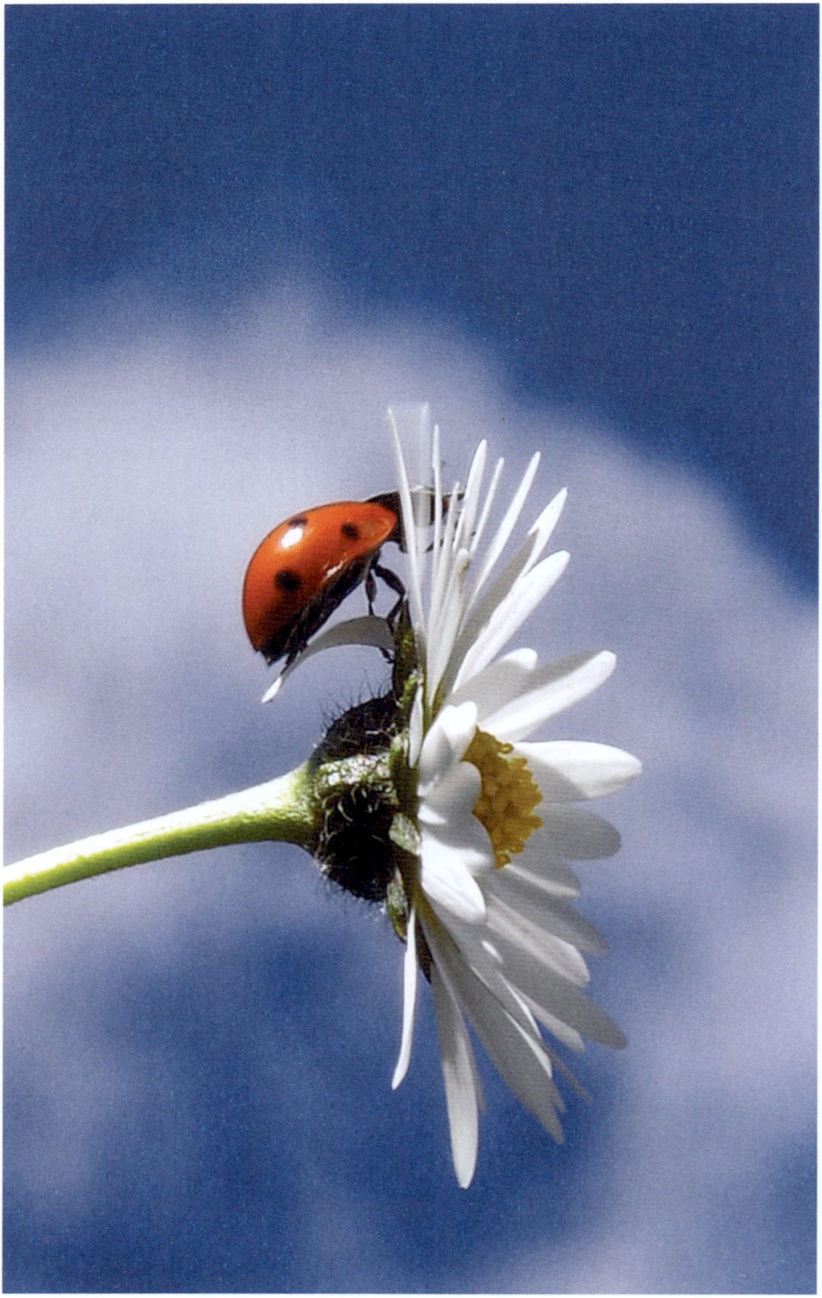

IMMUNSTARK
durch
PRÄVENTION

Prävention

Bildung, Bildung, Bildung,
Bildung, Bildung, Bildung,
Bildung, Bildung, Bildung,

Aufklärung, Aufklärung, Aufklärung,
Aufklärung, Aufklärung, Aufklärung,
Aufklärung, Aufklärung, Aufklärung,

Vorbeugung, Vorbeugung, Vorbeugung, Vorbeugung,
Vorbeugung, Vorbeugung, Vorbeugung, Vorbeugung,
Vorbeugung, Vorbeugung, Vorbeugung, Vorbeugung,

Gesundheit, Gesundheit, Gesundheit, Gesundheit, Gesundheit,
Gesundheit, Gesundheit, Gesundheit, Gesundheit, Gesundheit,
Gesundheit, Gesundheit, Gesundheit, Gesundheit, Gesundheit,

Friedenssicherung, Friedenssicherung, Friedenssicherung,
Friedenssicherung, Friedenssicherung, Friedenssicherung,
Friedenssicherung, Friedenssicherung, Friedenssicherung,

Naturschutz, Naturschutz, Naturschutz,
Naturschutz, Naturschutz, Naturschutz,
Naturschutz, Naturschutz, Naturschutz,

Erfüllung, Erfüllung, Erfüllung,
Erfüllung, Erfüllung, Erfüllung,
Erfüllung, Erfüllung, Erfüllung,

Artenvielfalt

Leider fehlen oft konsequente Präventionsmaßnahmen

Immer wieder mahnt die Weltgesundheitsorganisation angesichts der vielen Volkskrankheiten. Chronische Erkrankungen wie Krebs, Adipositas, Diabetes, Osteoporose, aber auch Störungen des Herzkreislaufsystems und der Atemwege treten immer häufiger auf. Das Erkrankungsalter wird kontinuierlich niedriger.

Maximale Aufklärung auf allen Ebenen ist dringend notwendig, um alle Bevölkerungsschichten zu erreichen und zu schützen.

Unser Körper lässt sich nicht täuschen, auch nicht mit Nahrungsmitteln, deren lange Zutatenlisten nur mit der Lupe zu lesen sind

- Moderne Konservierungsmethoden,
- Enthüllung und Ent-Ur-Keimung,
- Ent-Bitterung und Versüßung schaffen Nahrungsmittel.
- Lebensmittel sehen anders aus.
- Zutatenlisten-Etiketten werden immer größer, die Schrift kleiner.

Fertignahrung in unökologischen Verpackungen füllt die Supermarktregale reichlich. Gezieltes Marketing vor Ort oder über Medien machen es immer schwieriger zu widerstehen.

Versuchen Sie, so viel wie möglich unverarbeitete und unbehandelte Lebensmittel in Ihren Warenkorb zu legen. Der tägliche Verzehr von Gemüse, Kräutern, Samen, Nüssen und Obst am besten in Form von Rohkost und aus ökologischem Anbau verzeihen auch das ein oder andere Fertigprodukt.

Ursache-Wirkungs-Prinzip sehen und verstehen

Mikro- und Makronährstoffe,

körperliche Aktivität,

regelmäßige Meditation,

gesellschaftliches Leben,

Inspirationen.

sich ausdrücken dürfen,

einfach verstanden werden,

kräftigen und heilen

den gesamten Organismus,

jede einzelne Faser,

jede einzelne Zelle.

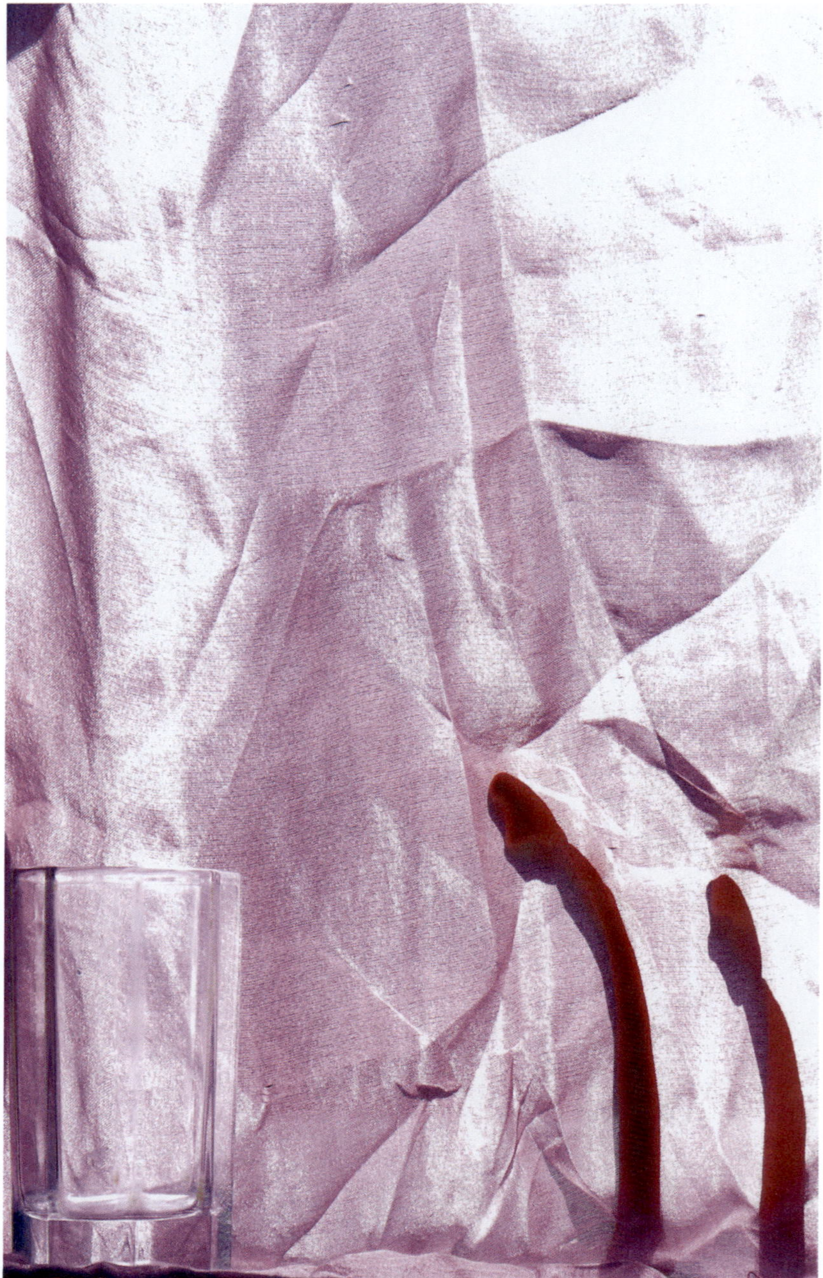

Leben mit Hitze

3,5 Grad wärmer

Heiße Themen
Hitzige Debatten
Höhere Interessen

Verdorrte Zweige
Brennende Wälder
Ausgetrocknete Bäche
Auflösung von Verlässlichkeiten

Lasteneinschränkung für Transportschiffe
Fehlendes Kühlwasser für Atomkraftwerke
Abgewandter Blick
Sicherheitslücken und Entsorgungsverschiebung
Zügige Durchfahrt auf schnellen Straßen

Fallende Blätter im Juli

Handlungsbedarf
sonst …

Wasser ist lebensnotwendig und durch nichts ersetzbar

Immer mehr Menschen haben keinen sicheren Zugang zu sauberem Wasser. Das Grundwasser schwindet. Längere und heißere Dürreperioden bestimmen unseren Alltag. Vielen Pflanzen steht nicht mehr genügend Wasser zur Verfügung.

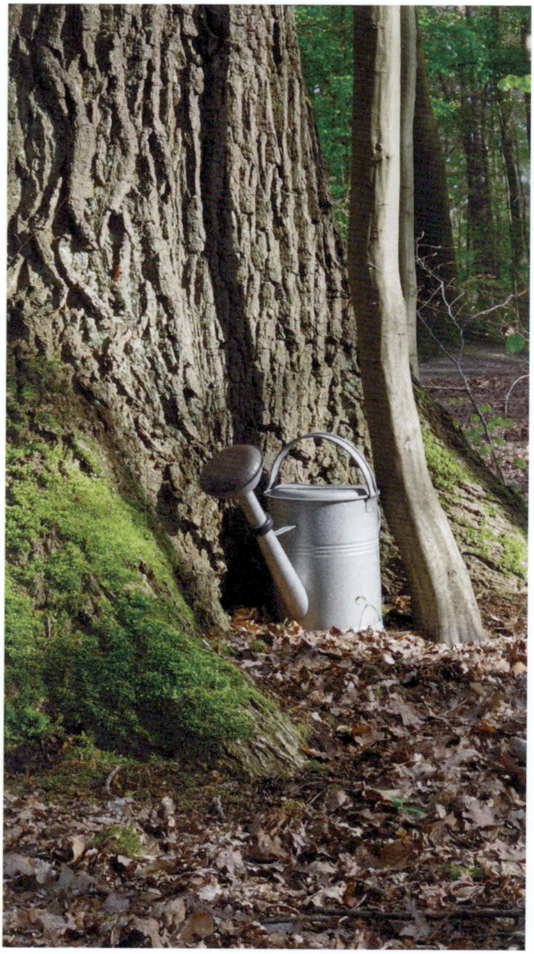

Was Sie tun können, um Wasser zu sparen

Versuchen Sie, den Konsum von Fleisch- und Milchprodukten zu reduzieren. Denn der Anbau von Nutztierfutter und die Tierhaltung selbst verbrauchen unvorstellbar große Wassermengen. Für ein Kilogramm Rindfleisch werden über 15.000 Liter Wasser benötigt! Auch wenn davon ein großer Teil aus Niederschlägen stammt, ist diese Zahl doch beunruhigend. Kartoffeln benötigen für ihr Wachstum deutlich weniger, nämlich rund 270 Liter Wasser pro Kilogramm. Bei Tieren kommt noch hinzu: Dünger und insbesondere ihre Exkremente verschmutzen zusätzlich die Wasserreserven.
Je nach Standort müssen auf der Erde durchschnittlich rund 40 Prozent aller angebauten Lebensmittel bewässert werden. Nicht selten geschieht das auf Plantagen in Regionen, die ohnehin unter großem Wassermangel leiden. Dann droht auch die Selbstversorgung der Gemeinden zusammenzubrechen. Besonders deutlich wird dies beim Anbau von Avocados, für die beim konventionellen Anbau auch noch große Mengen an Pestiziden benötigt werden. Der enorme energetische Aufwand für den Transport kommt noch hinzu. Somit ist es gut, Gemüse und Obst saisonal und regional einzukaufen.
Problematisch ist oft auch das Futter für unsere Haustiere, besonders für Hunde und Katzen. Die Fertignahrung für Hunde lässt sich aber gut zum Beispiel durch gekochte, pürierte Linsen, Kartoffeln und etwas kalt gepresstes Öl strecken. Ein Teil des hohen Eiweißbedarfs der Vierbeiner kann nämlich sehr gut durch pflanzliches Eiweiß gedeckt werden. Rindfleisch und andere tierische Produkte belasten wie gesagt den Wasserkreislauf – und das Klima. Produkte mit Wildtierzubereitungen, aus Bestandsregulierungen in Jagdbereichen, sind viel besser geeignet. Zudem sind viele Hunde übergewichtig. An dieser Stelle können Sie als Herrchen oder Frauchen eingreifen. Wenn Sie die Futterrationen reduzieren, tun Sie etwas Gutes sowohl für Ihr Tier als auch für die Umwelt. Übrigens, als Hundeleckerli für zwischendurch eignen sich hervorragend rohe Möhrenstückchen.

Bei Kleidung können wir ebenfalls zum Energie-, Rohstoff- und Wassersparen beitragen, indem wir auf hohe Qualität achten und häufiger im Secondhandladen oder auf Flohmärkten kaufen und unsere Sachen später weiterverkaufen oder verschenken.

Auch Tauschen ist eine nachhaltige Möglichkeit, um für Abwechslung im Kleiderschrank zu sorgen.

Natürlich ist es ebenso sinnvoll, häufiger mal auf die Autowäsche zu verzichten und die Duschzeit zu verkürzen. Wer einen Garten besitzt, hilft den Wurzeln von Bäumen und Sträuchern durch selteneres, dafür aber intensiveres Gießen. Alle vier bis sieben Tage sind völlig ausreichend. Ältere Bäume und Sträucher vertragen noch längere wasserfreie Intervalle. Denn während sich die Wurzeln bei regelmäßigem kurzem Gießen nur oberflächennah im Boden platzieren, wachsen sie bei seltenerem Flüssigkeitsangebot in die Tiefe. Somit gelangen die längeren Wurzeln auch an heißen und trockenen Tagen an Flüssigkeit. Lassen Sie offene Flächen zwischen Bäumen und Sträuchern mit passenden Bodendeckern zuwachsen. Das Mulchen mit abgeschnittenem Grünschnitt sorgt in noch offenen Bereichen für Humus. Dieser natürliche Dünger speichert Kohlendioxid und hält ebenfalls die Feuchtigkeit im Boden. Außerdem gelingt es großzügig bepflanzten Flächen viel besser, bei Starkregen Wasser aufzunehmen. Vielleicht ist es Ihnen ja möglich, im Garten – oder Vorgarten – versiegelte Flächen wieder zu öffnen und mit hitzetauglichen Pflanzen zu versorgen.

Wenn Sie etwas Zeit erübrigen können, engagieren Sie sich doch zusammen mit anderen Bürgern für Naturschutzprojekte in Ihrer Region und/oder beispielsweise für die Erhaltung der Regenwälder. Sie dienen als großer Wasserspeicher und stabilisieren mit ihrer großen Artenvielfalt das Klima. Weiterhin binden sie enorme Mengen Kohlendioxid.

Tipps im Überblick:

- Konsum von Fleisch- und Milchprodukten reduzieren
- Gemüse und Obst saisonal und regional einkaufen
- nachhaltig für Abwechslung im Kleiderschrank sorgen
- häufiger auf die Autowäsche verzichten
- Duschzeit verringern
- seltener im Garten gießen
- offene Bodenflächen mulchen und bepflanzen
- Unterstützung von Naturschutzprojekten

Was Sie tun können, um sich vor Hitze und ihren Folgen zu schützen

Der Klimawandel ist längst Realität. Die Sommer werden sonniger, deutlich heißer und trockener. Es ist daher wichtig, auf Hitzewellen gut vorbereitet zu sein. Ich zeige Ihnen, wie Sie stets gut gewappnet sind:

- Halten Sie Ihre Wohnräume kühl. Dies gelingt durch Abdunklung der Fenster mit Vorhängen, Rollläden und reflektierenden Jalousien, und zwar direkt am frühen Morgen nach großzügiger Stoßlüftung. Am effektivsten sind alle Maßnahmen, die außerhalb des Fensters montiert werden, also entsprechende Roll- und Fensterläden.
- Nutzen Sie bei der Zubereitung von Speisen möglichst nicht Ihren (großen) Backofen.
- An heißen Tagen ist es ganz besonders wichtig ausreichend und regelmäßig zu trinken. Am besten trinken Sie direkt nach dem Aufstehen ein großes Glas Wasser. In den beiden folgenden Kapiteln gehe ich darauf noch näher ein.
- Stellen Sie sich Getränke, frisches Gemüse, Kräuter und Obst zu Hause und bei der Arbeit bereit.
- Tragen Sie leichte Kleidung und beim Aufenthalt im Freien eine Kopfbedeckung.
- Meiden Sie körperliche Anstrengung, insbesondere um die Mittagszeit.

- Berufstätigen, die im Freien arbeiten, empfehle ich, die Arbeitszeit in die frühen Morgenstunden zu verlegen, insofern das irgendwie möglich ist.
- Wenn Sie bei großer Hitze sehr stark schwitzen, ist es besser, lauwarm oder kühl zu duschen anstatt kalt. Andernfalls versucht der Körper, durch Wärmeproduktion gegenzusteuern. Erneutes Schwitzen ist die Folge. Aufgrund dieser Gegenregulation sind bei heißen Temperaturen übrigens lauwarme und kühle Getränke deutlich besser als eiskalte.
- Leicht verdauliche Speisen wie frische Salate mit Kräutern und kaltgepressten Ölen, Gazpacho und Obsthäppchen entlasten den Körper. Zudem enthalten sie Vitamine und Mineralstoffe.
- Um das Herzkreislaufsystem an höhere Temperaturen zu gewöhnen, ist es wichtig – allerdings nur, wenn Sie gesund sind –, sich außer in der Mittagszeit im Freien zu bewegen. Machen Sie zum Beispiel einen ruhigen Spaziergang in der Natur.
- Kinder und ältere Menschen sind sehr hitzeempfindlich. Daher sollten sie sich besonders häufig im Schatten beziehungsweise in kühlen Räumen aufhalten.
- Verzichten Sie möglichst auf Klimaanlagen. Sie verbrauchen jede Menge Strom. Außerdem sind oft die Kältemittel problematisch für die Umwelt.

Welche Getränke sind bei heißen Temperaturen am besten geeignet?

Um den täglichen Flüssigkeitsbedarf des Körpers zu decken, eignen sich am besten Trink- und Mineralwasser. Reichlich verdünnte Saftschorlen (3-4 Teile Wasser), ungesüßte Kräuter- und Früchtetees sind ebenfalls geeignet. Um nicht gleich Schweißperlen zu provozieren, geben Sie am besten lauwarmen bis leicht gekühlten Getränken den Vorzug.

Wie viel Flüssigkeit benötigt unser Körper?

Im Durchschnitt benötigt unser Körper anderthalb Liter Flüssigkeit am Tag. Je nach Gesundheitszustand, körperlicher Betätigung und Außentemperatur kann der Bedarf durchaus auf das Doppelte ansteigen.
Es ist wichtig, dem Körper Flüssigkeit regelmäßig anzubieten, also über den Tag verteilt, statt mehr als einen Liter pro Stunde zu trinken. Gesunde Jugendliche und Erwachsene in mittleren Jahren dürfen sich auf ihr Durstgefühl verlassen. Kinder und ältere Menschen müssen indes häufig zum Trinken animiert werden.
Übrigens: An der Farbe des Urins können Sie erkennen, ob Flüssigkeit benötigt wird. Dies ist der Fall, wenn er sich dunkelgelb verfärbt.
Körpergewicht, Körpergröße, Schwitzverhalten, Leistungssport, Fieberzustände, Durchfall, aber auch Diabetes und andere chronische Erkrankungen, etwa der Niere, haben Einfluss auf den sehr individuellen Flüssigkeitsbedarf eines Menschen.
Essen Sie Früchte, Gemüse, Suppen oder Eintöpfe, erhält Ihr Körper ebenfalls Flüssigkeit. Dies darf und sollte mitberücksichtigt werden.
Beachten Sie: Auch eine zu große Flüssigkeitszufuhr belastet das Herzkreislaufsystem sowie den Wasser- und Mineralstoffhaushalt. Gerade ältere Menschen mit einer eingeschränkten Herzfunktion lagern bei übermäßiger Flüssigkeitszufuhr durch Getränke und Speisen schnell Wasser im Gewebe ein.

Warum Sie bei heißen Temperaturen unbedingt auf alkoholische Getränke verzichten sollten

An heißen Tagen ist es sehr wichtig, auf alkoholische Getränke zu verzichten. Alkohol entzieht dem Körper nämlich Wasser. Durch erhöhten Harndrang werden außerdem viele lebensnotwendige Mineralstoffe wie Magnesium und Kalzium verstärkt ausgeschieden. Und beim Abbau des Alkohols verbraucht der Körper wertvollen Sauerstoff.
Was viele nicht wissen: Alkohol erweitert die Blutgefäße – derselbe Effekt wie bei hohen Temperaturen. In der Folge sinkt der Blutdruck schneller. Kreislaufprobleme bis hin zum Hitzekollaps sind die Folge. Alkohol sorgt wie tropische Temperaturen überdies für Schlafstörungen. Es ist mehr als vernünftig, dem Körper solche Doppelbelastungen nicht anzutun.

Körperliche Symptome bei Flüssigkeitsmangel und Überhitzung:

- Konzentrationsmangel
- Kopfschmerzen
- Müdigkeit
- Schwindel
- dunkle Verfärbung des Urins
- deutlich verringerte Urinproduktion
- Mundtrockenheit
- Erschöpfung bis hin zum Kollaps
- blasse und feuchte Haut, später geröteter und heißer Kopf
- Übelkeit
- bei Kindern Weinen und Verlangsamung der Aktivitäten

Kommt es ganz schlimm, kann es durch Überhitzung zu Atem- und Bewusstseinsstörungen kommen.

Erste Hilfe bei Flüssigkeitsmangel und Überhitzung

- zügiges Wechseln in den Schatten oder in kühle Räume
- überhitzte Person mit erhöhtem Oberkörper liegend positionieren
- kalte Tücher auf Kopf und Hals legen

Ist eine überhitzte Person nicht mehr in der Lage, selbst zu handeln, aber gut ansprechbar, sollten Getränke angeboten werden. Langsam trinken lassen. Hierzu eignen sich am besten kühles Wasser oder verdünnte Saftschorlen. Bessert sich der Zustand dadurch nicht, rufen Sie bitte den Notarzt.

REINES
WASSER
FÜR
ALLE

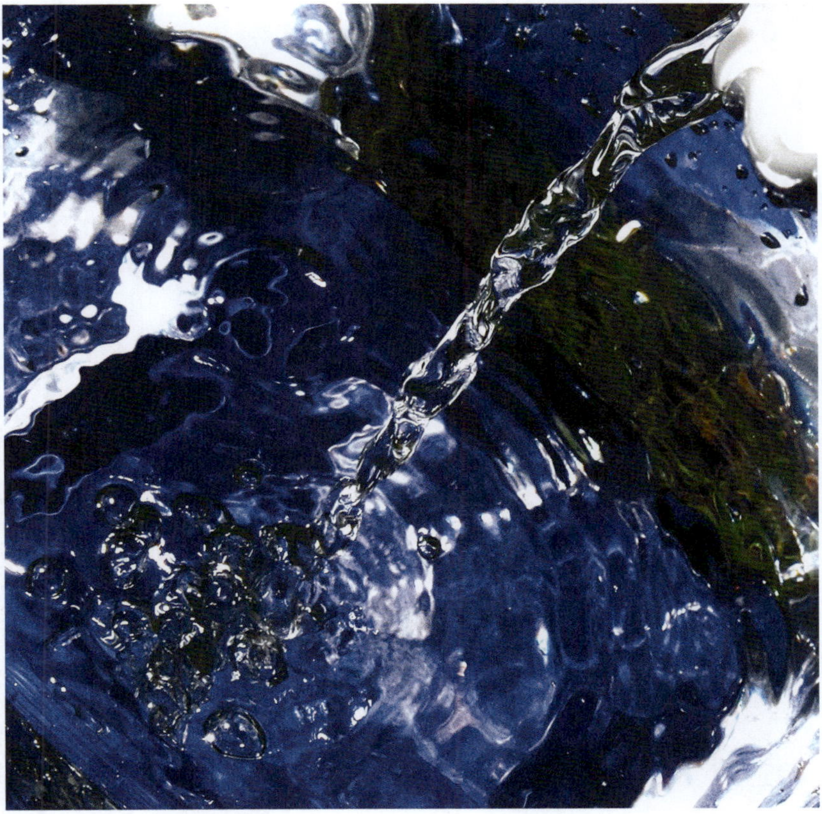

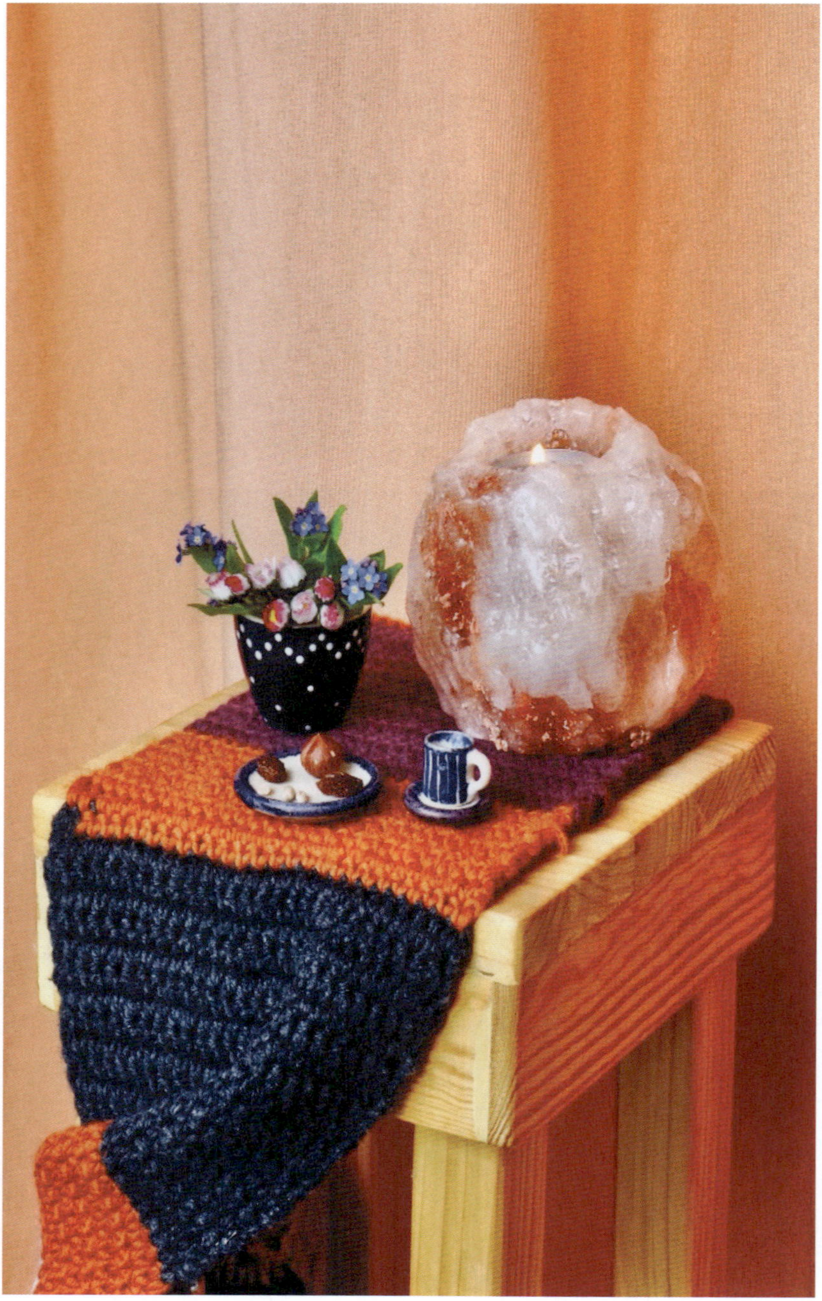

Leben mit Kälte

Licht aus Wolken

ausruhen
sammeln
sich selbst annehmen
an die Anmut und das malerische Licht der eigenen Träume glauben

sein
was man sich wünscht
die Ziele auch am Rande des Weges erkennen

im Leben mit der Natur das tun
was am meisten erfüllt

lässt Licht aus den Wolken hervorbrechen
die Blumen erblühen

Energie- und Rohstoffmangel

Energie- und Rohstoffmangel stellen uns vor neue Herausforderungen. Hohe Energiepreise überfordern viele Privathaushalte.
Die Sorgen um die Kosten für beheizte Wohnräume und anderer Lebensnotwendigkeiten nehmen zu.

Bevor ich Ihnen nun Möglichkeiten aufzeige, wie Sie in Ihrem Privatleben Rohstoffe und Energie sparen können, möchte ich zunächst einen Wunsch äußern:

Ich wünsche allen Mitarbeiterinnen und Mitarbeitern in Industrie, Forst- und Landwirtschaft auf der ganzen Welt eine sinnstiftende Unterstützung durch die Politik, frei von Korruption, auf dass sie ressourcenschonend nachhaltige Produkte erzeugen mögen.

Was Sie tun können, um Energie und Rohstoffe zu sparen

Die Möglichkeiten, im eigenen Haushalt Energie zu sparen, stoßen schnell an Grenzen. Denn viele sind abhängig von Energieversorgern und fossilen Brennstoffen. An der einen oder anderen Stellschraube können wir dennoch drehen.

Anregungen im Überblick:

- Stellen Sie den Einhebelmischer am Waschbecken immer auf Kalt. Das reicht in der Regel zum Händewaschen. Haben Sie ausnahmsweise einmal warmes Wasser gebraucht, stellen Sie den Hebel danach wieder zurück auf Kalt.
- Meiden Sie Kurzprogramme bei Wasch- und Spülmaschine. Das spart letztlich Strom und Wasser. Denn durch eine längere Laufzeit wirken Waschmittel und Wasser effektiver. Somit werden Verunreinigungen besser gelöst.
- Am besten trocknen Sie Ihre Wäsche auf der Leine und nicht im Trockner.
- Da WLAN-Router relativ viel Strom benötigen, ist es sinnvoll, die WLAN-Funktion direkt am WLAN-Router oder über eine Zeitsteuerung am PC zumindest über Nacht und während des Urlaubs auszuschalten. Gleichzeitig ist es ratsam, die Sendeleistung des WLAN-Routers an die Räumlichkeiten anzupassen und gegebenenfalls zu reduzieren. Sollten Sie eine Alarmanlage oder Überwachungskameras nutzen, ist dies natürlich nur bei kabelgebundenen Systemen möglich.
- Geben Sie Ihren abgedichteten Fenstern eine zusätzliche Schutzschicht, indem Sie abends Vorhänge und/oder Rollläden zuziehen. Gleichzeitig minimieren Sie dadurch für Insekten und Pflanzen im Außenbereich störende Kunstlichtintensität. Die lässt nämlich die Grenzen zwischen Tag und Nacht sowie Sommer und Winter mehr und mehr schwinden, was schlecht fürs biologische Gleichgewicht ist. Überprüfen Sie aus demselben Grund, ob Sie vielleicht auf die eine oder andere Lichtquelle im Garten oder auf dem Balkon verzichten können.
- Sorgen Sie insbesondere in Sitzbereichen für Fußwärme, zum Beispiel durch einen Teppich. Ein zweites Paar Socken in kuscheligen Hausschuhen hält die Füße zusätzlich warm.
- Stellen Sie Ihren Gefrierschrank auf maximal minus 18 Grad ein.
- Tauen Sie den Gefrierschrank einmal jährlich ab, beziehungsweise sobald sich Eis gebildet hat. Denn Vereisung sorgt für einen deutlich höheren Stromverbrauch und reduziert die Lebensdauer des Geräts. Am besten nehmen Sie sich vor, bis zu einem bestimmten Zeitpunkt alles aufzubrauchen. Dann kommt es auch nicht dazu, dass Speisen zu lange in der hintersten Ecke liegen und womöglich verderben. Vielleicht

können Sie den Gefrierschrank auch nach dem Abtauen sogar noch ein paar Tage oder Wochen ausgeschaltet lassen – zum Beispiel bis zur nächsten Eissaison oder bis zur nächsten Erntezeit im Frühsommer, um Strom zu sparen.

- Im Kühlschrank sind plus sieben Grad im mittleren Fach völlig ausreichend.
- Benutzen Sie fürs Wasserkochen einen Wasserkocher, nur befüllt mit der benötigten Menge.
- Kochen Sie auf dem Herd immer mit einem Deckel.
- Versuchen Sie die Duschzeit zu verringern. Das spart nicht nur Wasser, sondern auch Strom. Nach körperlicher Aktivität unmittelbar vor dem Duschen ist auch eine etwas kühlere Wassertemperatur noch angenehm.
- Versuchen Sie, Ihre persönliche Heizsaison etwas hinauszuzögern und sie mit wärmerer Kleidung und einem Heißgetränk zu überbrücken.
- Entlüften Sie regelmäßig Ihre Heizkörper und lassen Sie prüfen, ob die Heizung einwandfrei funktioniert. Beides zusammen hilft, eine gleichmäßige und effektive Wärmeverteilung zu gewährleisten.
- Im Schlafzimmer kann die Heizung häufiger ganz ausgestellt werden. Achten Sie aber darauf, dass es nicht zu kalt wird und damit zu Schimmelbildung an den Wänden kommt. Sollten Sie in kühlen Nächten einen größeren Wärmebedarf haben, helfen Schlafsocken, eine Wolldecke über den Füßen oder eine Wärmflasche.
- Lüften Sie alle Räumlichkeiten mehrmals täglich mit weit geöffneten Fenstern bei abgedrehtem Thermostat an der Heizung. Nach diesem Stoßlüften ist es ratsam, alle Fenster ganz zu schließen. Denn sind sie andauernd gekippt, kühlen letztlich die Wände aus. Der Luftaustausch fällt im Kippmodus zudem deutlich geringer aus, als beim Stoßlüften.
- Verwenden Sie LED-Lampen und schalten Sie sie aus, wenn sie nicht benötigt werden.
- Meiden Sie den Standby-Modus bei Elektrogeräten; praktisch sind hier ausschaltbare Stromdosenleisten.

- Das Internet hat erheblichen Energiebedarf. Denn Server müssen gekühlt werden. Jedes hochgeladene Video verbraucht daher große Mengen Energie. Dies sollten wir uns immer wieder bewusst machen, wenn wir Bekannte und Verwandte via Social Media darüber informieren möchten, was wir alles so erleben. Sich auf ein richtig gutes Foto zu beschränken oder gar eine Postkarte zu schicken, spart gewaltig. Gleichzeitig können Sie Ressourcen einsparen, indem Sie Ihre Urlaubserinnerungen auf USB-Sticks oder externen Festplatten speichern statt in einer Cloud. Löschen Sie auf Ihrem PC, Laptop, Tablet und Smartphone Daten, die Sie nicht mehr benötigen so häufig wie möglich. Auch durchs regelmäßige Entfernen alter E-Mails im Ein- und Ausgang sowie die anschließende Leerung des digitalen Papierkorbs entlasten Sie die Rechenzentren deutlich.

KÜHL

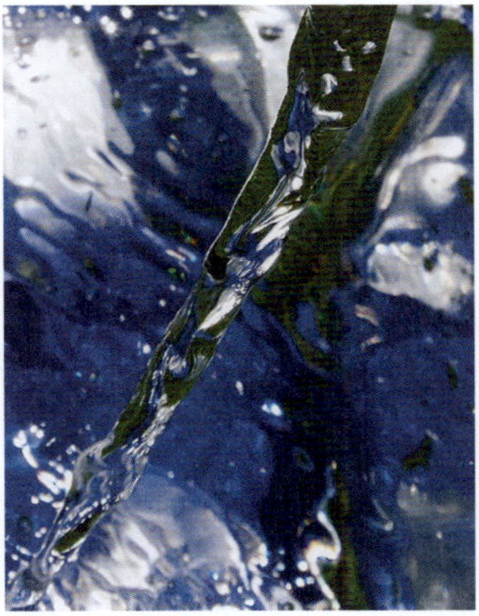

WASSER

- Wichtig zu wissen: Betrachten Sie Bildmaterial in sehr hoher Auflösung wie Ultra HD, also in sogenannter 4K-Qualität, ist für die schärfere Darstellung eine enorme Rechenleistung nötig, die drei- bis viermal so viel Strom verbraucht wie Full HD.
- Je größer der Monitor, desto größer ist der Energieverbrauch. Behalten Sie daher möglichst Ihren kleineren Fernseher, anstatt einen mit einem größeren Format zu erwerben. Laptops verbrauchen zudem deutlich weniger Energie als stationäre Rechner.

- Benutzen Sie für die Arbeit oder Ausflüge Proviant in Mehrwegflaschen und -dosen. Auf diese Weise sparen Sie jede Menge Verpackungsmüll.
- Sehr praktisch und viel besser ist eine Einkaufstasche mit Tüten und Beuteln für Gemüse, Kräuter und Obst, da Sie die mehrmals verwenden und gegebenenfalls auch auswaschen können.
- Vertrauen Sie häufiger auf Urlaubsziele im eigenen Land. Hier gibt es zum Beispiel jede Menge wunderbare Naturlandschaften zu entdecken.
- Im Wassersportbereich ist es besser, in aller Ruhe mit sogenannten Stand-up-Boards zu paddeln als mit Jetskis Spaß zu haben. Das spart Energie und Tiere werden nicht durch Unterwasserlärm gestört.

Vielleicht gelingt es Ihnen ja, zumindest einen Teil der Tipps im Alltag umzusetzen. Ihr Geldbeutel und unsere Erde werden es Ihnen auf jeden Fall danken.

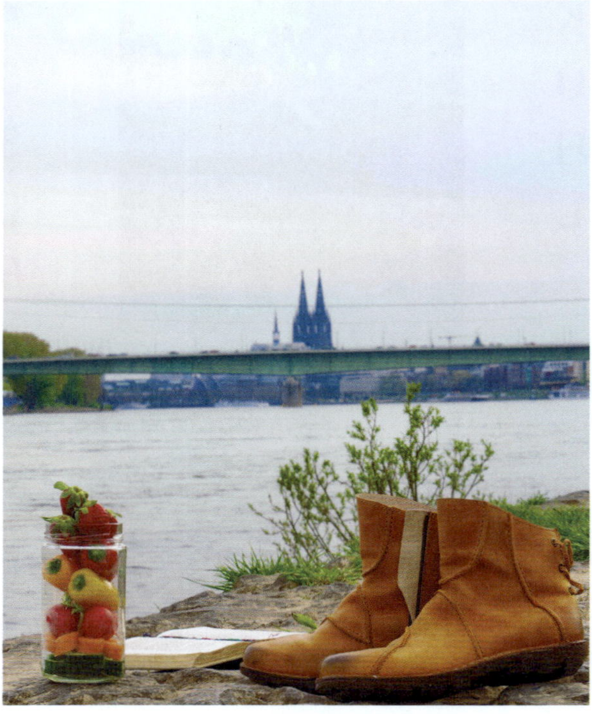

Kältetraining zur Stärkung der Immunkraft

Durch unseren heutigen modernen Lebensstil sind wir definitiv verweichlicht. Über die Zeit immer wärmere und trockenere Heizungsluft in Innenräumen sind selbstverständlich geworden. Unser Wärmebedürfnis in der Winterzeit ist dadurch stetig gestiegen. Bewegungsmangel tut sein Übriges. Aber zu dicke Kleiderschichten bei ungemütlichem Wetter mit Nässe und Kälte verhindern Kältereize auf unserem Körper. Wir sind deshalb empfindlicher und anfälliger geworden: Viren und Mikroorganismen haben leichtes Spiel.

Durch einen gezielten Umgang mit Kältereizen stärken Sie Ihr Immunsystem erheblich. Der Wechsel von Kälte und Wärme trainiert durch die damit verbundene Gefäßverengung und -erweiterung gleichzeitig Ihr Gefäßsystem. Nach einem Kältereiz reagiert der Körper mit verstärkter Durchblutung. Wertvolle Vitalstoffe aus der Nahrung können dann viel besser zu den Zellen transportiert werden. Verspannte Muskelpartien lösen sich. Die Mehrdurchblutung der Schleimhäute im Bereich der Nase und Bronchien stärkt die Abwehr von Viren und Mikroorganismen spürbar.
Schmerzen, Entzündungsprozesse, psychosomatische Erschöpfung und Depressionen können durch Kälte ebenfalls deutlich gelindert werden. Selbst das Körpergewicht lässt sich damit reduzieren. Angemessene Kältereize härten ab und sorgen für mehr Vitalität im Leben. In diesem Wissen nutzen Leistungssportler regelmäßig Kältekammern. Schulmedizinisch steckt diese Art der Anwendung indes leider noch in den Kinderschuhen.

Abhärtung mit Kältetraining für Erwachsene

Es gibt verschiedene Möglichkeiten, ganzjährig Kältereize auf den Körper wirken zu lassen. Bei der Abhärtung mit Kältereizen ist es wichtig, den Organismus vorsichtig an die Kälte zu gewöhnen, um das Herzkreislaufsystem nicht zu überfordern. Generell ist es wichtig, sich nur im gesunden Zustand Kältereizen auszusetzen. Bei Erkältungssymptomen, leichtem Frösteln oder gar Fieber sowie Infekten anderer Art darf kein Kältetraining durchgeführt werden. Bei Vorerkrankungen, zum Beispiel des Herzkreislaufsystems, halten Sie bitte Rücksprache mit Ihrer behandelnden Ärztin oder Ihrem behandelnden Arzt.

Solange Sie sich wohl fühlen, reduzieren Sie bei sportlichen Aktivitäten im Freien möglichst die Dicke der Bekleidung. Auch bei Spaziergängen ist es wichtig, die kühle Luft noch spüren zu können. Ziehen Sie sich also nicht zu warm an!
Durch regelmäßiges kaltes Duschen, zumindest kurz nach jeder warmen Dusche, setzen Sie einen Kältereiz, der Sie mit der Zeit immer weniger Überwindung kostet. Zur Steigerung kann Schwimmen im kalten Wasser ebenfalls ein wahrer Jungbrunnen sein.
Versuchen Sie gleichzeitig, die Heizperiode in Ihrem Zuhause etwas hinauszuzögern und früher zu beenden. Etwas wärmere Kleidung, Bewegungsübungen und ein Heißgetränk zwischendurch machen es möglich, das Heizthermostat auf eine geringere Stufe zu stellen.
Wechseln Sie so häufig wie möglich zwischen Innen- und Außenbereichen. Probieren Sie, Ihren Körper mehrmals täglich Kältereizen auszusetzen.
Es dauert nicht lange und es wird Ihnen immer leichter fallen, während der Übergangsjahreszeiten und auch im Winter mit tieferen und gleichzeitig gesünderen Raumtemperaturen zurechtzukommen. Überheizte Räume trocknen ohnehin nur unsere Schleimhäute aus und machen Sie deutlich anfälliger für Viren und Bakterien.

Versuchen Sie die Strecke zu reduzieren, die Sie mit dem Auto oder öffentlichen Verkehrsmitteln zur Arbeit zurücklegen, indem Sie ein, zwei Kilometer vor dem Ziel parken oder aussteigen. So können Sie sich bereits im Alltag Kältereizen aussetzen und sorgen für körperliche Aktivität bei gleichzeitig tieferer Atmung. Ihr Herzkreislaufsystem kommt in Schwung und die ausgeschütteten Glückshormone sorgen für einen guten Start in den Tag.

Kaltes Duschen will geübt sein!

Gewöhnen Sie Ihren Körper durch kalte Güsse übers Gesicht und an den Unterarmen am Waschbecken mehrmals täglich zunächst an Kältereize. Starten Sie hiermit direkt nach dem Aufstehen in den Tag. Je nach Empfindlichkeit können Sie nach rund einer Woche mit kalten Güssen direkt nach der warmen Dusche beginnen. Dazu stellen Sie den Hebel auf maximal kaltes Wasser und brausen nun für ein paar Sekunden zuerst beide Beine ab, anschließend die Arme, jeweils im Wechsel. Dabei ist es wichtig, auf das eigene Körpergefühl zu achten.

Beenden Sie das Kältetraining, sobald Sie sich unwohl fühlen. Nach ungefähr einer weiteren Woche versuchen Sie nach den Güssen an Beinen und Armen vorsichtig, für ein paar Sekunden den vorgebeugten Kopf mit kaltem Wasser zu übergießen. Spüren Sie, wie vital Sie sich danach fühlen!
Je nach Empfindlichkeit steigern Sie in ein, zwei Wochen erneut das Kältetraining. Hierzu stellen Sie sich nach den Güssen an Beinen, Armen und Kopf kurz komplett unter die kalte Dusche. Die Überwindungs- und Abkühlphase gelingt am besten, indem Sie bis drei zählen, danach tief einatmen, die Luft kurz anhalten und sich beim langsamen Ausatmen für wenige Sekunden komplett unter die kalte Dusche stellen. Genießen Sie dieses frische Gefühl und den Energieschub. Seien Sie stolz, dass Sie das geschafft haben. Herzlichen Glückwunsch!
Sodann können Sie versuchen, die Zeit unter der kalten Dusche vorsichtig und sehr langsam auf ein bis zwei Minuten zu erhöhen. Achten Sie hierbei stets auf Ihr Körpergefühl.
Ihr Immunsystem, Ihre Gefäße und Ihre Körperzellen erhalten den größten Benefit, wenn Sie sich regelmäßig das ganze Jahr über Kältereizen aussetzen.

Kältetraining für Kinder

Häufig im Freien zu spielen, auch bei Wind und Wetter, ist das beste Kältetraining für Kinder. Und wie sportlich aktive Erwachsene sollten auch Kinder angemessen und nicht zu warm gekleidet sein. Sind die Füße einmal kalt und nass geworden, wärmen Sie sie bitte vorsichtig zum Beispiel in einem warmen Fußbad wieder auf.

Kneipp-Anwendungen wie Treten im kalten Wasser sind frühestens ab dem Vorschulalter geeignet und sollten mit der Kinderarztpraxis abgesprochen sein. Dabei ist zu beachten, dass Kinder einen äußerst empfindlichen Wärmehaushalt haben und Kälteanwendungen deshalb nur sehr vorsichtig erfolgen dürfen. Das Kind darf sich währenddessen niemals unwohl fühlen.

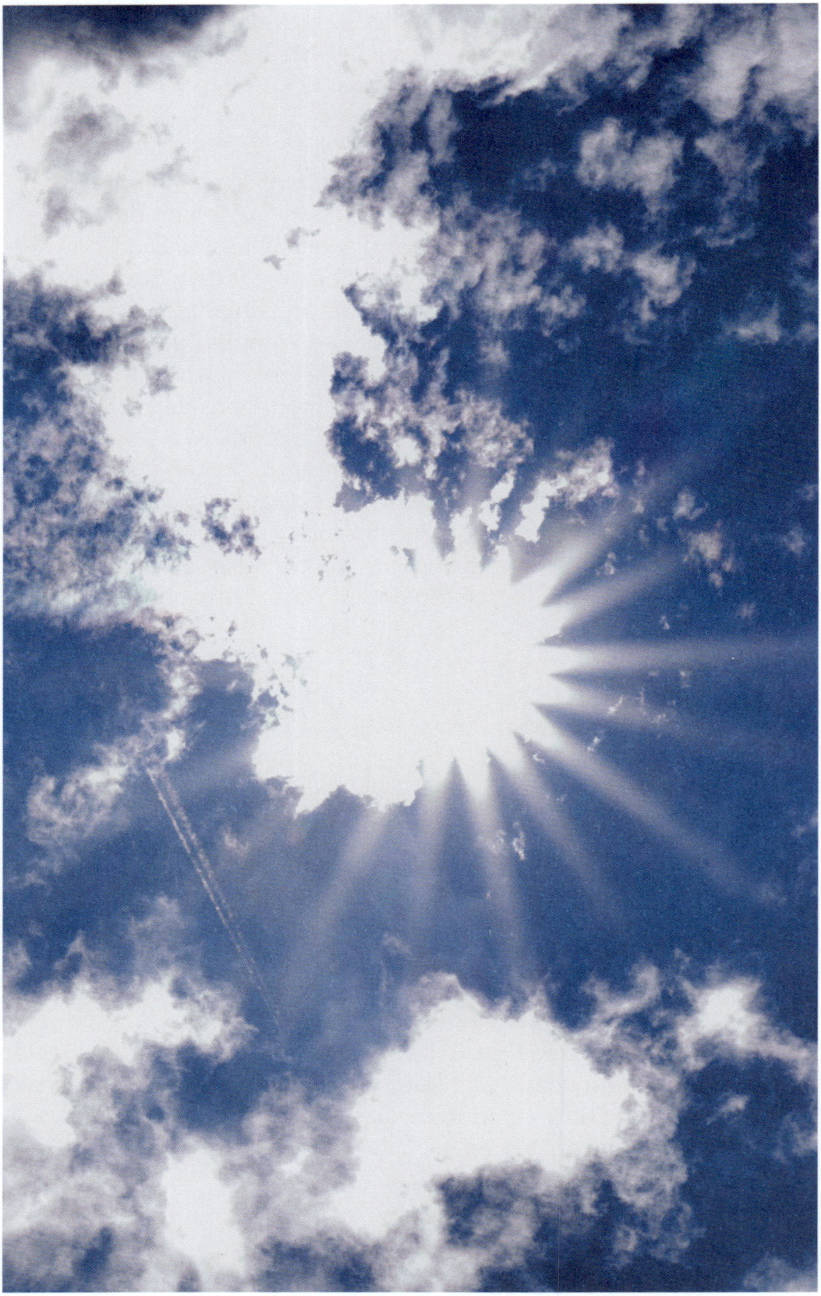

IMMUNSTARK
durch
VITAMIN D3
und CO.

Wenn das Licht der Sonne nicht mehr ausreicht

Wenn das Licht der Sonne nicht mehr ausreicht
Die Sonne uns nicht mehr nährt

Führt unser Körper ein

SCHATTENDASEIN

Wir verlieren unseren Glanz,
ALTERN vor der ZEIT

Mangel an UV-B-Strahlen auf der Haut

Mangel an Sonnenlicht liegt nicht nur im Winterhalbjahr vor. Selbst während der Sommermonate erfü lt SONNETANKEN nicht den erwünschten Effekt der Vitamin-D3-Produktion in der Haut. Denn die UV-B-Strahlen der Sonne werden blockiert.

Ein Knochengerüst, auf das man sich im Alter nicht mehr stützen kann, und ein Immunsystem, dem die Stärke zur Abwehr fehlt, sind die Folgen.

Vitamin-D3-Hintergrundwissen

Lange Zeit haben wir von Vitamin D nur im Zusammenhang mit der Rachitis-Prophylaxe gesprochen. Später ist eine Fokussierung auf die Osteoporose-Entwicklung und vermehrte Knochenbrüche im höheren Lebensalter hinzugekommen. Dank umfangreicher Forschung weiß man seit vielen Jahren nun, dass Vitamin D3 weit mehr als nur ein übliches Vitamin ist. Weil es in der Haut selbst produziert wird und aufgrund seines vielfältigen Wirkungsspektrums in unserem Körper, ist mittlerweile bekannt, dass es sich um ein Pro-Hormon handelt. Dies ist eine Vorläufersubstanz, die erst bei Bedarf in das aktive Hormon umgewandelt wird. Häufig wird dabei vereinfacht nur von Vitamin D gesprochen. Bisher sind die Formen Vitamin D1 bis D5 beschrieben. Dabei ist Vitamin D3 das natürliche Vitamin D, das direkt in unserer Haut produziert wird. Vitamin D2 ist pflanzlichen Ursprungs und weniger wirksam.
Achten Sie daher bei Nahrungsergänzungsmitteln, sogenannten Supplementen, deshalb immer auf die Kennzeichnung Vitamin D3.

Unser Leben im Wandel: Licht und Schatten

Bereits im Altertum, mehrere Hundert Jahre vor unserer Zeitrechnung, wurde man auf Knochenveränderungen bei Säuglingen und Kleinkindern aufmerksam. Mit zunehmendem Fortschritt in Bezug auf Lebensweise, Lebensbedingungen, Bekleidung und festen Wohnräumen entstanden die sogenannten Zivilisationskrankheiten: Sonnenmangel auf der Haut führte zur sichtbaren Veränderung der Knochenstruktur, zu Muskelschwäche und einer vermehrten Anfälligkeit für Infekte.

Das ehemals naturnahe Leben veränderte sich. Neue Techniken drängten Tätigkeiten unter freiem Himmel immer weiter zurück, machten Bewegung teilweise überflüssig. Dieser Bewegungsmangel erforderte unter anderem immer größere Schutzschichten auf unserer Haut, um nicht zu frieren. Eine Art Verweichlichung der Zivilisation hielt Einzug und mit ihr im wahrsten Sinne des Wortes die Erweichung der Knochen.

Früher nannte man es die Englische Krankheit, heute Rachitis

Im 17. Jahrhundert wurde von Englischer Krankheit gesprochen, heute bezeichnen wir die kindliche Knochenerweichung als Rachitis. Der massive Vitamin-D3-Mangel zeigt sich im Baby- und Kindesalter zum Beispiel als Knochenverkrümmung, Knochenauftreibung, Abflachung des Hinterhauptes, neuromuskuläre Störung und Infektanfälligkeit. Im Erwachsenenalter wird die Störung des Knochenstoffwechsels durch Vitamin-D3- und Mineralstoffmangel als Osteomalazie (Demineralisierung) bezeichnet.

Rauch, Ruß und Nebel

Selbst bei ausreichend hohem Sonnenstand gibt es noch Hürden, die erst einmal überwunden werden müssen. Rauch, Ruß und Nebel aus Industrie- und Heizungsanlagen legen sich wie eine schmutzige Glocke über die Städte. Autoabgase tun das Übrige. Je nach Wetterlage verweilt diese Schmutzschicht an Ort und Stelle, wird immer dichter und dichter. UV-B-Sonnenstrahlen schaffen es dann nicht mehr hindurch. Und unsere Haut kann kein „Sonnenvitamin" mehr produzieren. Bäume, Sträucher und Blumen haben eine verminderte Fotosynthese und nehmen viel zu wenig Wasser auf.

Niedrige Vitamin-D3-Spiegel weltweit

Gerade in nördlichen Breitengraden lässt sich ein Vitamin-D3-Mangel finden.
Um genügend Vitamin D3 in der Haut zu bilden, ist UV-B-Strahlung mit einer Wellenlänge um 300 Nanometer (nm) notwendig. Geografischen Regionen, die nördlich des 35. Breitengrades liegen, steht dieser Wellenlängenbereich jedoch nicht das ganze Jahr über zur Verfügung. Auch nehmen die Stärke und die UV-B-Strahlungsdauer kontinuierlich ab. Genau hier liegt das Problem. Je weiter nördlich Menschen also leben, desto schwieriger ist die ganzjährige Vitamin-D3-Produktion in der Haut. Gleichzeitig steigt die Zahl der Zivilisationskrankheiten durch Vitamin-D3-Mangel.
In Deutschland zum Beispiel ist eine ausreichende Eigensynthese in der Haut nur von Anfang April bis Ende September möglich – und

dann auch nur, wenn die UV-B-Strahlen ungehindert auf die Haut auftreffen. Die Faustregel lautet: Nur solange der Schatten einer Person auf dem Boden kürzer ist als seine Körpergröße, ist der Einfallswinkel der UV-B-Strahlung auf die Haut für die Vitamin-D3-Produktion ausreichend.
Die durch UV-Strahlung angelegten Vitamin-D3-Reserven im Körper sind in nördlichen Breitengraden zudem in der Regel für das Winterhalbjahr unzureichend.
Zwar kann der Körper bei adäquater Sonnenexposition im Fett und Muskelgewebe gewisse Vitamin-D3-Mengen speichern. Die kurze Halbwertszeit von Vitamin D3 hat aber zur Folge, dass der Körper in der lichtarmen Jahreszeit nicht mehr optimal mit aktivem Vitamin D3 versorgt wird.

Dunkelhäutige Menschen haben ein hohes Vitamin-D3-Mangel-Risiko

Je dunkelhäutiger die Haut eines Menschen, desto höher ist übrigens der UV-Bedarf für die körpereigene Vitamin-D3-Produktion. Denn der hohe Pigmentanteil in der Haut bewirkt eine geringere Vitamin-D3-Bildung und erfordert somit eine längere Sonnenlichteinstrahlung. Dunkelhäutige Menschen in nördlichen Breitengraden sind daher besonders gefährdet, einen Vitamin-D3-Mangel zu erleiden. Gerade bei einem Wohnortwechsel über Ländergrenzen hinweg gilt es diesem Sachverhalt eine besondere Aufmerksamkeit zu schenken.
Menschen, die kulturell bedingt oder aus religiösen Gründen immer ihren ganzen Körper bekleiden, benötigen ebenfalls dringend eine Vitamin-D3-Supplementation.

Vitamin-D3-Rezeptoren in zahlreichen Zellen – weit über das Knochensystem hinaus

Unser Körper besitzt zahlreiche Vitamin-D3-Rezeptoren. Sie befinden sich in vielen Zellen. Das Knochensystem stellt dabei nur eines der Gebiete dar. Im Bereich des Immunsystems sorgen Vitamin-D3-Rezeptoren für verschiedenste Immunantworten. Mittlerweile sind zahlreiche Gene beschrieben, deren Bildung durch Vitamin D3 beeinflusst wird.

Überschießende Hormonsysteme können durch Vitamin D3 gehemmt und auf diese Weise beispielsweise erhöhten Insulin-Resistenzen bei Diabetikern, Bluthochdruck und Entzündungsreaktionen entgegengewirkt werden. Vitamin-D3-Rezeptoren dienen zudem dem Schutz des Herzmuskels samt aller Gefäße in unserem Körper. Durch den Vitamin-D3-bedingten Kalziumeinstrom in die Muskelzellen kommt es ferner zur vermehrten Muskelproteinsynthese. Dies führt zur Stärkung der Skelettmuskulatur.
Vitamin-D3-Rezeptoren und deren optimale Besetzung mit Vitamin D3 in den Zellen sind notwendig für optimale Funktionen und das Gleichgewicht sämtlicher Organsysteme in unserem Körper.

Denn Vitamin D3 ist einer der Hauptakteure des Immunsystems

Vitamin D3 gehört zu den wichtigsten Regulatoren unseres Immunsystems. Auch im Bereich der Atemwege sorgt Vitamin D3 für eine ausreichende Schutzfunktion der Schleimhäute. Eine gezielte Ausschüttung antimikrobieller Substanzen bekämpft Bakterien, Pilze und sogar Viren. Gleichzeitig greift Vitamin D3 ausgleichend in Entzündungsprozesse ein, um überschießende Reaktionen zu vermeiden.

Optimale Vitamin- und Mineralstoffversorgung für Problemsituationen aller Art

In Krisensituationen wie der Corona-Pandemie ist es besonders wichtig, den Körper mit ausreichend Vitaminen und Mineralstoffen zu versorgen. In der Regel gelingt uns dies durch eine abwechslungsreiche, gesunde Ernährung. Beim sogenannten Vitamin D3, das per Definition ja kein Vitamin, sondern ein Pro-Hormon ist, muss die Versorgung allerdings anders sichergestellt werden. Da viele Menschen immer mehr Zeit in Innenräumen verbringen, ist die zeitnahe Auffüllung bis zum Erreichen eines optimalen Vitamin-D3-Spiegels von ganz besonderer Bedeutung. Dabei sollten wir uns die Erkenntnisse über die weltweite Vitamin-D3-Mangelsituation, ihre Auswirkungen und die positiven Vitamin-D3-Reaktionen für unseren Körper zunutze machen.

Mit einem regelmäßigen Blick auf eine ausgewogene und vielseitige Ernährung, einen gesunden Lebensstil sowie die kontrollierte Vitamin-D3-Substitution können wir nur gewinnen.

Unterschiedliche Studien zeigen einen klaren Zusammenhang zwischen schweren Covid-19-Krankheitsverläufen und Vitamin-D3-Mangel

Bereits allgemein betrachtet ist ein optimaler Vitamin-D3-Spiegel im Blut erheblich an einem gesunden Immunsystem mit beteiligt.

Für die Abwehr von Mikroorganismen wie Bakterien oder Viren ist Vitamin D3 erforderlich.

Im speziellen Fall wie der viral bedingten COVID-19-Erkrankung ist es besonders wichtig, dass der Körper aufgrund unserer modernen Lebensweise, der Umweltverschmutzung und des zwingend notwendigen UV-Schutzes, im Rahmen der Hautkrebsvorsorge, regelmäßig mit ausreichend Vitamin D3 versorgt werden muss. Dies gilt für die dunkle Jahreszeit wie auch für sonnenarme Sommertage, an denen es Menschen nicht möglich ist, ausreichend Vitamin D3 durch UV-B-Strahlung in der Haut zu produzieren. Im Rahmen der Vitamin-D3-Höchstgrenzen-Festlegung durch die Europäische Union wäre für die Lebensmittelsicherheit selbst eine tägliche Vitamin-D3-Versorgung mit 2000 Internationalen Einheiten (IE) ab dem ersten Lebensjahr unbedenklich. Unter optimalen Bedingungen ist unser Körper in der Lage, an einem sonnigen Tag 10.000 bis 20.000 IE Vitamin D3 in der Haut zu produzieren.

Da Kinder und Jugendliche noch über eine sehr gute Vitamin-D3-Eigensynthese-Fähigkeit in der Haut verfügen, empfehle ich dieser Gruppe eine Vitamin-D3-Substitution nur im Winterhalbjahr und während eines verregneten Sommers beziehungsweise an Tagen, an denen ein entsprechender Aufenthalt im Freien nicht möglich ist.

Eine dauerhafte Vitamin-D3-Unterversorgung ist schädlich für den menschlichen Organismus. Eine sorgfältige und gezielte Vitamin-D3-Substitution, unter ärztlicher Begleitung, stabilisiert eine Vielzahl von Körperfunktionen.

Nur eine Überdosierung von Vitamin D3 führt zu toxischen, also gefährlichen Nebenwirkungen. Die so gefürchtete Hyperkalzämie wird erst bei Vitamin-D3-Blutspiegeln von mehr als 150 Nanogramm pro Milliliter beschrieben. Bei dieser Mineralstoffwechselstörung ist die Konzentration von Kalzium im Blut viel zu hoch. Erbrechen, Nierensteine und Herzrhythmusstörungen wären unter anderem die Folgen. Hierzu müssten täglich über einen langen Zeitraum weit über 20.000 Internationale Einheiten eingenommen werden, und zwar ohne ärztliche Absprache, ohne Blutspiegelkontrolle von Vitamin D3 und Kalzium sowie ohne Berücksichtigung der Magnesium- und Vitamin-A-Versorgung. Weichkapseln mit einer Dosierung von 20.000 Internationalen Einheiten sind in deutschen Apotheken rezeptpflichtig. Zu keiner Zeit sollten Personen ohne ärztliche Rücksprache Vitamin-D3-Präparate einnehmen, schon gar nicht über 2000 IE Vitamin D3 pro Tag.

Das Leben in nördlichen Breitengraden unter Decken aus Holz und Beton, hinter Glas, inmitten von Feinstaubwolken und die Fortbewegung in überdachten Fahrzeugen behindern die körpereigene Vitamin-D3-Produktion erheblich.

Die Abdeckung der Haut im Rahmen der Krebsvorsorge oder aus religiösen Gründen macht eine Vitamin-D3-Eigensynthese überdies unmöglich. Und solange eine flächendeckende Vitamin-D3-Versorgung nicht durchgeführt wird, appelliere ich dringend, dies in Eigenregie unter ärztlicher Begleitung zu tun. Die tägliche Vitamin-D3-Einnahme in geringer Dosierung ist für die Stärkung des Immunsystems dabei erheblich.besser geeignet als die hochdosierte Depot-Auffüllung einmal pro Woche oder in noch größeren Abständen. Bitte achten Sie jeden Tag auf körperliche Aktivität sowie reichlich Gemüse, Kräuter und Obst auf Ihrem Speiseplan, am besten in biologischer Rohkostqualität. Dies führt zu einer deutlichen Reduktion von Infektionen, Herz-Kreislauf-Erkrankungen und Knochenbrüchen.

Cholesterin und Vitamin D3 sind sich im Aufbau sehr ähnlich

Es ist äußerst interessant zu wissen, dass Cholesterin und Vitamin D3 denselben Ausgangsstoff als Vorstufe haben. Diese Vorstufen werden dann erst zu einem späteren Zeitpunkt in die benötigten biochemischen Botenstoffe im Körper umgewandelt. In der Haut entsteht durch UV-B-Strahlung das Vitamin D3, bevor es in die aktive Vitamin-D3-Form umgewandelt wird. Dieser Zusammenhang ist wichtig, insbesondere wenn mit Cholesterinsenkern (Statine) im Rahmen einer Herz- und Gefäßtherapie Tiefstwerte im Blut erreicht werden sollen. Vor allem diese Patienten benötigen eine adäquate Vitamin-D3-Therapie.

Zuerst die Ernährung und den Lebensstil ändern, erst dann, wenn nötig, Cholesterinsenker verwenden!

Es ist leicht und bequem, Medizin in Form von Arzneimitteln zu verabreichen beziehungsweise einzunehmen. Manchmal gibt es dazu auch keine Alternative. Cholesterin und Coenzyme sind lebensnotwendig zur Energieversorgung, insbesondere in den Muskelzellen. Außerhalb der Akutmedizin und im Rahmen der Prävention ist es essenziell, genau abzuwägen, ob es eine Alternativlösung gibt. Denn Cholesterinsenker hemmen auf mehreren Ebenen Produktionsabläufe in unserem Körper. Besonders in den Muskelzellen kann die Energieversorgung aus dem Gleichgewicht geraten. Gerade bei Begleiterkrankungen wie Diabetes mellitus Typ 2 muss immer auch berücksichtigt werden, dass Statine die Wirksamkeit des körpereigenen Insulins beeinträchtigen. Hier ist eine noch engmaschigere Kontrolle der Blutzuckerspiegel notwendig.

Diese so vielseitigen, ineinandergreifenden und sehr empfindlichen Synthese-Prozesse des menschlichen Organismus sind äußerst wichtig für gesunde Körperfunktionen. Nur so sind ein intaktes Immunsystem, eine regelrechte Zellteilung sowie vollständige Entgiftungsvorgänge und Hormon-Aktivierungen möglich.

Aus diesem Grund ist es wichtig, ursachenorientiert zu therapieren.

Hierzu zählt in erster Linie die Änderung des Lebensstils einschließlich der Ernährung. Mediterrane Küche mit viel Rohkost, reichlich Bewegung und wenn nötig professionelle Hilfe zur Nikotinentwöhnung und Gewichtsreduktion greifen direkt an der Ursache. Dabei halten der regelmäßige Verzehr von rohem Gemüse, Kräutern, Vollkornhaferflocken, Haferkleie sowie unerhitzten kaltgepressten Ölen (z.B. Olivenöl, Rapsöl, Leinöl) den Blutzucker und die Blutfette in einem gesunden Bereich.

Die Kombination aus regelmäßigem moderatem Ausdauertraining und dynamischem Kraftsport (5 bis 7 Tage pro Woche) stärken die Gefäße und senken den Blutdruck. Tägliche Dehnübungen halten die Gefäße elastisch.
Vor jeder blutfettsenkenden Therapie sollte unbedingt der große Einfluss des Vitamin-D3-Spiegels auf das Gefäßsystem und den Herzmuskel mit berücksichtigt werden.
Ist eine medikamentöse cholesterinsenkende Therapie unabwendbar, wird die positive Wirkung der Cholesterinsenker durch die zusätzliche Gabe von Vitamin D3 erhöht, Dosierungen können somit eventuell sogar reduziert werden.

Vitamin-D3-Wirkungsspektrum mannigfaltig – Grund genug, um bei allen Erkrankungen den Vitamin-D3-Spiegel mit zu berücksichtigen!

Die Bandbreite der Vitamin-D3-Wirkungen ist vielfältig, die Forschungsergebnisse sind es ebenfalls. Doch bei der Umsetzung ist aktuell noch viel Luft nach oben. So ist es sinnvoll, den Vitamin-D3-Spiegel routinemäßig zu kontrollieren und bei jeder Art von Erkrankung zu berücksichtigen. Eine Gleichstellung beispielsweise mit der Schilddrüsenhormon-Kontrolle wäre sinnvoll. Auch bei der Vitamin-D3-Spiegelkontrolle ist die Bestimmung der freien Form von Vitamin-D3 manchmal notwendig. Risikogruppen, etwa Patienten mit Diabetes und Adipositas, profitieren enorm davon.
Selbst bei einer notfallmäßigen Aufnahme im Krankenhaus, zum Beispiel durch einen Unfall, ist die Vitamin-D3-Spiegelkontrolle und eine eventuelle Speicherauffüllung für den weiteren Verlauf von großer Bedeutung. Geringere Infektanfälligkeit und die bessere Heilung von Knochenbrüchen können für einen kürzeren Krankenhausaufenthalt sorgen.

Es muss einfach nicht sein, dass bei Patienten mit einer mehrmonatigen Krankenhaus-Odyssee erst in der Rehaklinik ein Vitamin-D3-Spiegel im tiefsten Mangelbereich entdeckt wird.

In einem guten Gespräch findet sich stets auch eine gute Lösung

Liebe Leserinnen und Leser,

solange die Vitamine und Mineralstoffe in Bezug auf die Krankheitsvorsorge und Therapie noch nicht flächendeckend beleuchtet werden, bitte ich Sie, im Rahmen medizinischer Behandlungen diese auch in Eigeninitiative immer mit zu berücksichtigen. Aus eigener Erfahrung weiß ich, wie umfangreich der ärztliche Alltag in Klinik und Praxis ist. Und gerade in einer Klinik sind Vitamin- und Mineralstoff-Präparate nicht immer routinemäßig verfügbar. Auch aus Sorge vor Nebenwirkungen der Vitamin-D3-Therapie halten sich manche Therapeuten mit der Anwendung zurück.

Medizingeschichtliche Hintergründe führen dabei immer noch zu Verwirrung: Im frühen 20. Jahrhundert behandelte man Tuberkulose mit sehr hohen Vitamin-D3-Dosen. Zu dieser Zeit gab es noch nicht die Möglichkeit, den Vitamin-D3-Spiegel im Blut zu bestimmen. Tatsächlich kam es damals zu schweren Hyperkalzämien (sehr hohe Kalzium-Konzentration im Blut) mit Herz- und Nierenschäden, auch mit Todesfolge. Aber solch unkontrollierte Vitamin-D3-Therapien kommen heute gar nicht mehr zum Einsatz.

Alles ist wie immer eine Frage der Dosis!

An einem sonnigen Sommertag ist unser Körper unter optimalen Bedingungen in der Lage, bis zu 20.000 Internationale Einheiten Vitamin D3 in der Haut zu produzieren.

Die von der Europäischen Behörde für Lebensmittelsicherheit festgelegten täglichen Höchstgrenzen in Bezug auf Vitamin D3 gelten als unbedenklich. Vorsicht ist lediglich geboten bei hohem Kalziumspiegel, bei chronischen Erkrankungen wie Hyperparathyreoidismus und Sarkoidose. An dieser Stelle möchte ich die beiden Krankheitsbilder etwas näher erläutern. Bei einem Hyperparathyreoidismus handelt es sich um eine Überfunktion der Nebenschilddrüsen. Hierbei kommt es zu einem erhöhten Kalziumspiegel im Blut. Nierensteine und andere Ablagerungen im Körper sind die Folgen. Sarkoidose beschreibt vielfältige Entzündungsprozesse im Körper. Nach der Entzündung bleiben oft kleine bindegewebige Knötchen zurück. Häufig sind hierbei Lymphknoten und Lunge betroffen. Dann leiden die Patienten zum Beispiel an trockenem Husten und Lymphknotenschwellungen.

Labormedizinische Kontrollen und eine gute ärztliche Anbindung machen eine Therapie sicher.

Viele Studien belegen die positiven Vitamin-D3-Wirkungen auf den gesamten Körper. Es ist immens wichtig, ein Vitamin-D3-Defizit in jedem Alter moderat auszugleichen.

In einem guten Arzt-Patienten-Gespräch findet sich immer eine gute Lösung.

Haltepunkt Seelenruhe

Eine nicht enden wollende Nachrichtenflut, dauernd neue Aufgaben, immer größere Herausforderungen – völlig atem- und rastlos gehen wir oft viel zu schnell durchs Leben. Erlebtes und Erfahrenes will aber verarbeitet werden.
Durch regelmäßige Meditation geben wir unserer Seele die Möglichkeit, noch hinterherzukommen. Bitte lesen Sie sich den folgenden Text für eine Meditation mehrmals durch und verinnerlichen Sie ihn, bevor Sie sie praktisch durchführen.

Meditation „Loslassen"

Atmen Sie zuerst gründlich aus, pusten Sie die verbrauchte Luft aus Ihrem Körper.
Atmen Sie nun durch die Nase tief in den Bauch ein und anschließend ganz langsam über den Mund wieder aus. Beim Einatmen wölbt sich Ihr Bauch nach außen, beim Ausatmen zieht er sich nach innen.
Konzentrieren Sie sich voll und ganz auf Ihre Atmung.
Atmen Sie kurz und tief durch die Nase ein und langsam durch den Mund aus.

Ein und aus.
Ein und aus.
Ein und aus.

Während Sie nun ruhig, gleichmäßig und konzentriert atmen, stellen Sie sich vor, wie Sie sich in der Stille leeren. Lassen Sie Altes und Vergangenes, Ängste und Sorgen einfach los.

In der Stille leeren.
In der Stille leeren.
In der Stille leeren.

Kehren Sie nun ins Hier und Jetzt zurück und spüren Sie, wie offen Sie nun für Neues, Schönes und Gesundes sind.

Wenn Sie mögen, schließen Sie jetzt die Augen und praktizieren Sie die Meditation „Loslassen".

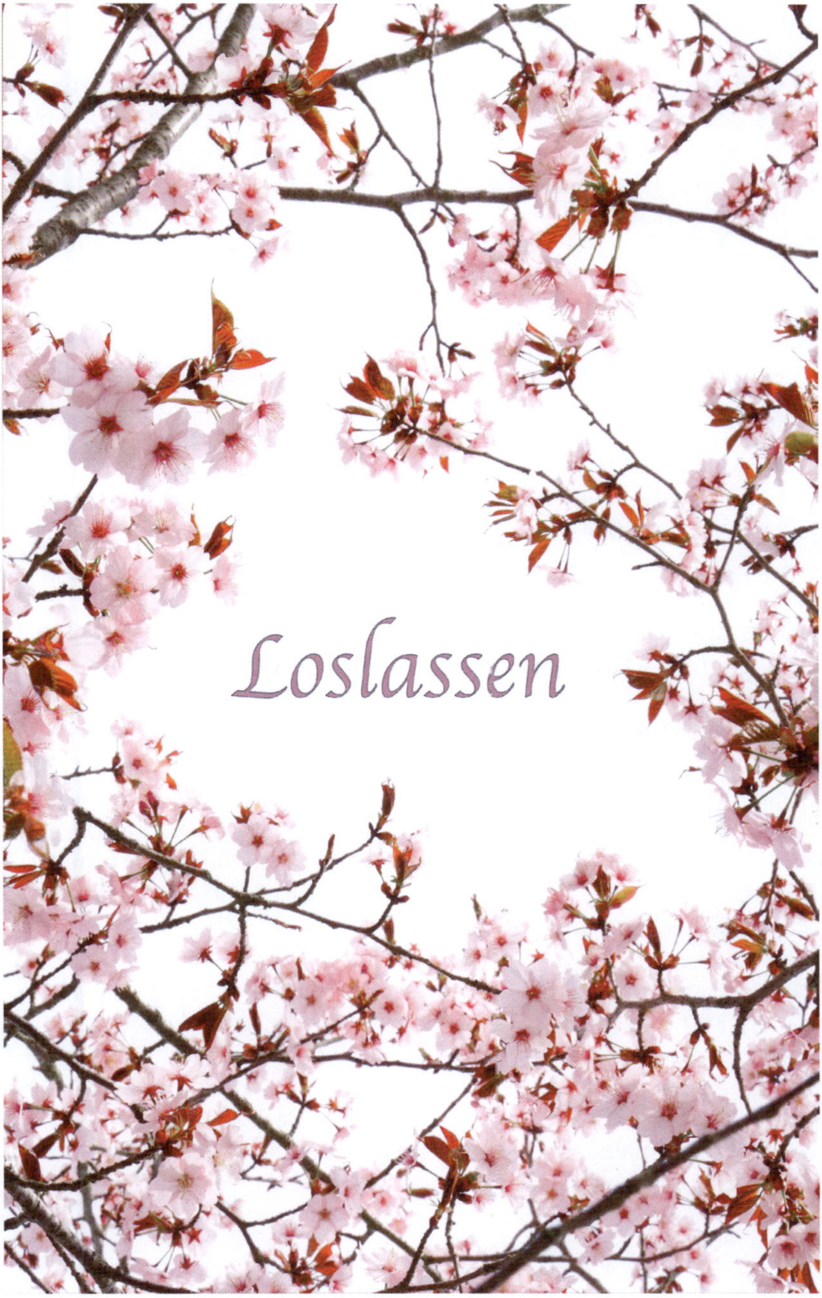
Loslassen

Vitamin-D3-Tageshöchstmengen längst festgelegt

Ernährungswissenschaftler der Europäischen Behörde für Lebensmittelsicherheit (EFSA) haben für die tägliche Vitamin-D3-Aufnahme Höchstmengen für verschiedene Altersklassen festgelegt.
Diese Dosierungen gelten auch bei längerfristiger Einnahme als unbedenklich.
Dabei ist ein Sicherheitspuffer als Schutz vor negativen Auswirkungen bereits berücksichtigt.

Von der EFSA festgelegte Tageshöchstmengen:

- Säuglinge bis zum ersten Lebensjahr: 1000 IE (25 µg)
- Kinder ab dem zweiten Lebensjahr bis zu zehn Jahren: 2000 IE (50 µg)
- Jugendliche ab dem elften Lebensjahr und Erwachsene: 4000 IE (100 µg)

Ausreichende Vitamin-D3-Versorgung durch ausgewogene und gesunde Ernährung ist eine Herausforderung!

Immer wieder wird empfohlen, den Vitamin-D3-Bedarf unter anderem durch fettreichen Fisch zu decken. Aufgrund der zunehmenden Verschmutzung der Weltmeere sowie Überfischung kann ich dies allerdings nicht empfehlen. Auch mit Blick auf die Bedingungen im Rahmen der konventionellen Massentierhaltung mit aktuell erheblichem Einsatz von Medikamenten wie Antibiotika in Aquakulturen ist eher Zurückhaltung geboten.

Der Vitamin-D3-Gehalt in Hühnereiern ist mit rund 115 IE relativ gering. Käme es bei der Hühnerhaltung im Stall zum Einsatz von UV-B-Lampen, könnte ihr Vitamin-D3-Gehalt um bis das Vierfache gesteigert werden. Pflanzliche Lebensmittel wie Pilze enthalten ebenfalls Vitamin D. Allerdings kommt dies darin als Vitamin D2 vor. Es hat deshalb eine kürzere Halbwertszeit und eine geringere Proteinbindung. Nichtsdestoweniger möchte ich Ihnen an dieser Stelle von einer interessanten Entdeckung berichten:

Untersuchungen zeigen, dass Pilze, zum Beispiel kultivierte Champignons, auch noch nach der Ernte pflanzliches Vitamin D2 in der Sonne produzieren können. Dies ist im Sommerhalbjahr in nördlichen Breitengraden bis ungefähr Mitte/Ende September möglich. Am besten trocknen Sie die Stiele von den Pilzkappen getrennt. Hierfür platzieren Sie die Pilzkappen mit den Lamellen nach oben und die Stiele flach ausgebreitet in der direkten Sonne, nicht im Wintergarten. Die maximal mögliche Vitamin-D2-Anreicherung ist bereits nach zwei Tagen (5 bis 6 Stunden Sonnenbestrahlung pro Tag) erreicht. Pilze sind zudem reich an Vitaminen und pflanzlichem Eiweiß, sodass ich sehr gerne Pilzmahlzeiten empfehle. Am besten greifen Sie auf Kulturpilze zurück, da Pilze aus Wildsammlungen in verschiedenen Regionen wegen der Reaktorkatastrophe in Tschernobyl 1986 weiterhin deutlich radioaktiv belastet sind.

Optimale Vitamin-D3-Versorgung durch Vitamin-D3-Eigensynthese in der Haut nur bedingt möglich

Kinder und Jugendliche verfügen über eine sehr gute Eigensynthese von Vitamin D3 in der Haut.
Somit genügt während des Sommerhalbjahres ein kurzzeitiges „Sonnetanken" mit ungeschützten Armen und Beinen an jedem sonnigen Tag bei geringer Luftverschmutzung. Die ideale Aufenthaltsdauer ist je nach Hauttyp unterschiedlich. Bei heller Haut sollten zwischen elf und 14 Uhr zehn Minuten nicht überschritten werden. Am besten starten Sie bei empfindlichem Hauttyp zu Saisonbeginn mit nur zwei bis drei Minuten. Je nach Verträglichkeit – keine Hautrötung – kann die Dauer langsam gesteigert werden.

Mit steigendem Lebensalter sinkt allerdings die Vitamin-D3-Eigenproduktion in der Haut.

Gerade Personen ab dem 65. Lebensjahr verlieren mit dem Dünnerwerden der Haut zunehmend die Fähigkeit, selbst Vitamin D3 zu produzieren. Je nach Alter und Hautbeschaffenheit sind dies über 70 Prozent Verlust. Menschen in Seniorenheimen sind dabei besonders häufig von einem starken Vitamin-D3-Mangel betroffen. Neben der

sinkenden Eigensynthese-Fähigkeit der Haut kommt hier der überwiegende bis dauerhafte Aufenthalt in geschlossenen Räumen hinzu. Hier ist eine generelle Vitamin-D3-Einnahme notwendig bei gleichzeitig regelmäßiger Kontrolle des Vitamin-D3-Status.
Nur die optimale Versorgung mit Vitaminen und Mineralstoffen gewährleistet normale Funktionen des Körpers inklusive eines starken Immunsystems. Dies gilt für gesunde Menschen ebenso wie für chronisch Kranke, für bewegungseingeschränkte und pflegebedürftige Personen.

Vermehrter Vitamin-D3-Abbau durch Medikamente und Genussmittel

Die Einnahme von bestimmten Medikamenten und Genussmitteln kann zu einem vermehrten Abbau von Vitamin D3 im Körper führen.

Beispiele:

- antifungale Medikamente bei Pilzerkrankungen
- Phenobarbital bei starken Schlafstörungen und epileptischen Anfällen
- Theophyllin bei chronisch-obstruktiven Lungenerkrankungen und Asthma
- Johanniskraut zur Stimmungsaufhellung bei leichten bis mittleren Depressionen
- Nikotin
- Alkohol

Homeoffice und Online-Unterricht reduzieren zusätzlich den Aufenthalt im Freien

Berufliche oder schulische Tätigkeiten zu Hause setzen uns vor neue Herausforderungen. Denn Arbeits- und Schulwege unter freiem Himmel entfallen. Meistens wehrt sich der innere Schweinehund, vor den Tätigkeiten zu Hause und danach draußen noch eine Runde zu drehen.

Vitamin-D3-Defizite sicher und effektiver beheben

Gezielte Aufklärung, regelmäßige Vitamin-D3-Blutspiegel-Untersuchungen sowie die Berücksichtigung von Kontraindikationen und Medikamenten-Wechselwirkungen schützen sicher vor Nebenwirkungen. Adäquate, gewichtsadaptierte Vitamin-D3-Dosierungen bis zu den empfohlenen Dosishöchstgrenzen verhindern bei höherem Körpergewicht, dass die Wirkung ausbleibt.
Wer versteht, wie die vulnerablen Vitamin- und Mineralstoffprozesse ineinandergreifen, erkennt, wie notwendig auch Magnesium und Vitamin A sind. Die Betrachtung der genetischen Veranlagung, der zur Verfügung stehenden freien Vitamin-D3-Anteile wie die Aktivierung von Vitamin D3 durch regelmäßige und ausreichende Bewegung sind ebenfalls essenziell. Freies Vitamin D3 ist nicht an Eiweiße gebunden und kann somit in Körperzellen dringen. In der Zelle bindet es an den Vitamin-D3-Rezeptor, der Bindungsstelle. Die Bestimmung des freien Vitamins D3 ist besonders gut bei chronischen Erkrankungen geeignet, die beispielsweise mit einem Eiweißverlust über die Nieren oder den Darm verbunden sind. Freies Vitamin D3 repräsentiert das biologisch aktive Vitamin D3 ohne Störfaktoren.

Mit diesem Wissen können kostenintensive Studien besser geplant sowie Vitamin-D3-Defizite sicher und effektiv behoben werden.

Knochen-Gesundheit und kurze Halbwertszeit von Vitamin D3

Selbst bei einseitigem Blick nur auf die Knochengesundheit ist diese mit einem 25-OH-Vitamin-D3-Wert von 30 Nanogramm pro Milliliter – dies entspricht dem unteren Normalbereich – nicht zu erreichen. Je größer der Vitamin-D3-Mangel, desto höher ist das Risiko, eine Osteoporose zu entwickeln. Bei ausgeprägtem und länger anhaltendem Vitamin-D3-Mangelzustand kann es bis zur Knochenerweichung (Osteomalazie) kommen. Kalzium kann dann im Knochen nicht mehr fixiert werden. Nur bei garantierten Werten konstant über 30 Nanogramm 25-OH-Vitamin-D3 pro Milliliter sind radiologisch, histologisch und klinisch keine Knochenveränderungen nachweisbar. Viele Experten ziehen allein in diesem Bereich die untere Grenze bei 40 Nanogramm pro Milliliter. Erst bei dieser Vitamin-D3-Speicher-Konzentration im Blut sind keine Osteomalazie-Anzeichen mehr anzutreffen. In nördlichen Breitengraden ist dies ohne gewichtsadaptierte Vitamin-D3-Substitution im Winter wie ausgeführt nicht machbar und selbst im Sommer für viele eine erhebliche Herausforderung. Die kurze Halbwertszeit von Vitamin D3 tut dazu das Übrige.

Osteoporose – zuerst optimalen Vitamin-D3-Spiegel einstellen!

Während meiner ärztlichen Tätigkeit sind mir immer wieder Patienten begegnet, die im Rahmen einer Osteoporose-Therapie mit hochdosierten Kalziumpräparaten bereits über einen sehr langen Zeitraum behandelt worden sind. Labormedizinisch war indes keine Kalziumunterversorgung feststellbar. Daher ist es erforderlich, bei Osteoporose zuerst für einen optimalen Vitamin-D3-Spiegel im Körper zu sorgen. Die dauerhafte Substitution von Kalzium kann nämlich zu starker Arteriosklerose, Nierensteinen und zu einer erhöhten Sterblichkeit bei einem Herzinfarkt führen. Bei ausgewogener Ernährung und normalem Kalziumspiegel im Blut rate ich deshalb dringend von einer zusätzlichen Kalziumzufuhr durch Kalziumpräparate ab. Nur bei vermindertem Kalziumspiegel kann eine kurzzeitige Kalziumgabe notwendig sein: je nach Blutwert zwischen 500 und 1000 Milligramm pro Tag – zeitlich begrenzt!

Achtung: High-Eiweiß-Produkte haben oft einen sehr hohen Kalziumgehalt. Die Verwendung von synthetisch hergestellten Süßstoffen in Pulvern und Getränken ist ebenfalls problematisch.

Selbst bei einer milchproduktarmen oder -freien Ernährung ist eine gute Kalziumversorgung über Kräuter, Gemüse, insbesondere Kohl, Sesam, Mohn und Obst möglich. Speisemohn ist reich an Kalzium und Magnesium. Er gehört zu den kalziumreichsten Lebensmitteln. Mohn enthält circa 1440 mg Kalzium pro 100 g, Kuhmilch 120 mg Kalzium pro 100 g. Auch Zimt, Rosmarin, Thymian und Basilikum enthalten über 1000 mg Kalzium pro 100 g. Das Vitamin C in frischen Lebensmitteln verbessert die Kalziumaufnahme. Versuchen Sie sogenannte Kalziumräuber wie Phosphat zu meiden. Diese sind reichlich in Cola, Schmelzkäse, Fertiggerichten und diversen Fleischprodukten enthalten. Hoher Kochsalzkonsum fördert die Kalziumausscheidung.

Dringende ärztliche Rücksprache vor einer geplanten Vitamin-D3-Substitution bei Vorerkrankungen

Bei folgenden Erkrankungen ist eine Vitamin-D3-Substitution zunächst kontraindiziert:

- Hyperkalzämie
- Überempfindlichkeit gegen Inhaltsstoffe des Präparates
- Nierenerkrankungen, beispielsweise gehäufte Bildung von kalziumhaltigen Nierensteinen
- Sarkoidose

Bitte beachten Sie, dass Thiazid-Diuretika das Risiko für eine Hyperkalzämie erhöhen, weil sie die Kalzium-Ausscheidung in den Nieren vermindern. Man verwendet diese Stoffgruppe im Rahmen der Therapie von hohem Blutdruck und Herzschwäche. Sie dienen der vermehrten Wasserausscheidung.
Auch bei der Behandlung mit Herzglykosiden ist Vorsicht geboten, weil hierbei durch erhöhte Kalzium-Spiegel das Risiko für Herzrhythmusstörungen steigt. Diese Medikamente werden bei Herzschwäche eingesetzt. Sie steigern die Pumpkraft des Herzens und senken gleichzeitig die Herzfrequenz.

Bitte sprechen Sie vor der Vitamin-D3-Substitution immer mit Ihrer behandelnden Ärztin oder Ihrem behandelnden Arzt!

Nutzen-Risiko-Bilanz für die Vitamin-D3-Therapie

Aktuell wird immer noch sehr viel über die Vitamin-D3-Therapie debattiert. Manchmal mutet es wie Tauziehen an. Entsprechend existieren ärztliche Leitlinien für eine adäquate Vitamin-D3-Therapie nicht. Und doch gibt es bisher viele Übersichtsarbeiten von Experten an den verschiedensten Universitäten, Kohorten- und Beobachtungsstudien sowie eine Vielzahl an Fallberichten von Ärztinnen und Ärzten.

Die adäquate ärztlich begleitete Vitamin-D3-Therapie weist bei Atemwegsinfektionen (beispielsweise COVID-19-Erkrankungen) wie auch bei zahlreichen anderen lebenswichtigen Körperfunktionen eine sehr positive Nutzen-Risiko-Bilanz auf. Mögliche Nebenwirkungen werden in der ärztlichen Praxis zeitnah erkannt, sodass sofort gegengesteuert werden kann, falls dies notwendig ist.

Die Praxis zeigt, dass somit mögliche Nebenwirkungen auf sehr niedrigem Niveau gehalten werden können. Die Einbeziehung der Vitamin-D3-Kofaktoren, die Berücksichtigung von Kontraindikationen und regelmäßige Blutkontrollen ermöglichen eine sichere Vitamin-D3-Therapie.

Mögliche Optionen für eine bessere Gesundheit, beispielsweise der Schutz vor Infektionen der Atemwege, dürfen keinem Menschen vorenthalten werden.

Sie, Ihre Arztpraxis oder auch Klinikärzte haben in Bezug auf die adäquate Vitamin-D3-Therapie immer noch Zweifel?

Heiße Debatten, unsichere Datenlagen, bescheidene Evidenz, unterschiedliche Empfehlungen, Angst vor Nebenwirkungen, der vergessene Blick auf Kofaktoren, das Nichtvorliegen einer ärztlichen Vitamin-D3-Leitlinie, aber auch verbesserungsbedürftige Studien-Designs führen immer noch zu großen Problemen bei der globalen Vitamin-D3-Therapie, wodurch all diejenigen die Leidtragenden sind, die mit Vitamin D3 unterversorgt sind und dringend behandelt werden müssen.

Um sich einen umfassenden Überblick zu verschaffen, möchte ich auf einen Fachartikel in der Ausgabe 22/2021 des Deutschen Ärzteblattes verweisen: Medizinreport „COVID-19 und Supplementierung: Vitamin D in der Pandemie hinterfragt und doch empfohlen"
Allein zur Immunstärkung und zum Schutz vor respiratorischen Infektionen durch die Corona-Pandemie ermöglicht der Beitrag einen tieferen Einblick in die aktuelle Studienlage und enthält viele Querverweise.
22/2021 Archiv, Deutsches Ärzteblatt, aerzteblatt.de

Ein positiver Nebeneffekt während der Vitamin-D-Osteoporosestudie wird im Deutschen Ärzteblatt vom 6. Juli 2022 beschrieben. Dort finden Sie folgenden Fachartikel: „Vitamin D in der Schwangerschaft

könnten Neurodermitis vermeiden"
Gestillte Säuglinge (Stillzeit mindestens 1 Monat) litten während der ersten zwölf Monate etwa nur halb so häufig unter einer Neurodermitis.
6. Juli 2022 Newsletter, Deutsches Ärzteblatt, aerzteblatt.de

In der Ausgabe vom 5. September 2022 gibt es einen Fachartikel „Omega-3-Fettsäuren und Vitamin D in der Schwangerschaft könnten Babys vor Pseudokrupp schützen". Hier liegt eine Studie zugrunde, in der Schwangere täglich 2800 IE Vitamin D3 pro Tag und 2,4 g langkettige Omega-3-Fettsäuren (Fischöl) supplementiert hatten.
5. September 2022 Newsletter, Deutsches Ärzteblatt, aerzteblatt.de

Weitere Hiweise zu einem erhöhten Sterberisiko bei Vitamin-D-Mangel finden Sie im Fachartikel:
"Vitamin-D-Mangel: Erhöhtes Sterberisiko", Medizinreport Deutsches Ärzteblatt, Heft 46, 18.11.2022.
46/2022 Archiv, Medizinreport, Deutsches Ärzteblatt, aerzteblatt.de

In der Ausgabe vom 30. März 2023 berichtet das Deutsche Ärzteblatt über folgenden Fachartikel: „Niedrige Vitamin-D-Spiegel bei Patienten mit Post-COVID-Syndrom".
30. März 2023 Newsletter, Deutsches Ärzteblatt, aerzteblatt.de

Hochdosierte Vitamin-D3-Anfangstherapie nur für Erwachsene mit nachgewiesenem Vitamin-D3-Mangel

Sollte im Rahmen der Vitamin-D3-Untersuchung laborchemisch ein Mangel festgestellt worden sein, ist es wichtig, zeitnah und unter ärztlicher Begleitung den Vitamin-D3-Spiegel mit hochdosierten Vitamin-D3-Präparaten aufzufüllen. Hierzu eignen sich apothekenpflichtige Weichkapseln mit je 20.000 Internationalen Einheiten Vitamin D3. Die Anzahl der Weichkapseln pro Tag und die Dauer der Einnahme können nur ärztlich festgelegt werden.

Bitte führen Sie die hochdosierte Anfangstherapie nicht eigenständig durch!

Somit können gesundheitliche Risiken und Nebenwirkungen wie Hyperkalzämie, Rhythmusstörungen und Nierensteine ausgeschlossen werden.
In Abhängigkeit vom 25-OH-Vitamin-D3-Ausgangswert, vom Körpergewicht und von weiterer Medikamenteneinnahme kann die hochdosierte Vitamin-D3-Anfangstherapie in der ärztlichen Praxis sehr gut individuell angepasst werden.

Vitamin-D3-Bestimmung im Blut: eine Investition in die Zukunft

Zurzeit übernimmt die gesetzliche Krankenkasse die Kosten für die 25-OH-Vitamin-D3-Blutuntersuchung nur, wenn Ihre behandelnde Hausärztin oder Ihr behandelnder Hausarzt von sich aus, sozusagen bei begründetem Verdacht auf einen Vitamin-D3-Mangel, den Spiegel im Blut bestimmt. Sollte dies nicht der Fall sein, müssen Sie die Kosten von rund 30 Euro selbst tragen.
Sehen Sie dies als eine sehr gute Investition in Ihre gesundheitliche Zukunft!
Denn der Vitamin-D3-Blutwert spiegelt Ihnen wider, wie Ihre Gesundheit morgen aussieht.

Richtige Vitamin-D3-Einnahme

Da es sich bei Vitamin D3 um ein fettlösliches Vitamin handelt, ist es sinnvoll, Vitamin-D3-Präparate immer während oder nach einer fetthaltigen Mahlzeit einzunehmen. Bitte beachten Sie, dass abends eingenommene hohe Vitamin-D3-Dosen im Rahmen der Anfangstherapie zu Schlafstörungen führen können. Ich empfehle die Vitamin-D3-Einnahme nach einem abwechslungsreichen und ausgewogenen Frühstück immer mit etwas gutem Öl aus dem Kühlschrank. Somit stellt man gleichzeitig eine gute Omega-3-Fettsäuren-Versorgung sicher. Gut geeignet sind kaltgepresstes Raps-, Oliven- und Leinöl in Bioqualität. Die Aufbewahrung im Kühlschrank reduziert deutlich den Oxidationsprozess des Öls.
Um das Immunsystem zu stärken, ist die tägliche Einnahme von Vitamin D3 zudem viel effektiver als die Depotgabe. Vitamin-D3-Produkte in Tropfenform enthalten im Vergleich zu Tabletten nur

das Träger-Öl, sonst sind keine Zusatzstoffe enthalten.

Vitamin-D3-Substitution alleine nicht ausreichend

Vitamin D3 ist nur ein Baustein vielzähliger, wichtiger Stoffwechselprozesse in unserem Körper.
Korrekturmaßnahmen erfordern dabei immer einen ganzheitlichen Blick auf das Zusammenspiel aller Prozesse und Reaktionen in unserem Körper. Das Spektrum der Vitamine und Mineralstoffe darf also nicht aus den Augen verloren werden.

Medizinische Fachinformationen – Vitamin D3 im Anhang

Wenn Sie zum Thema Vitamin D3 mehr erfahren möchten, finden Sie im Anhang unter „Medizinische Fachinformationen – D3" nähere Erklärungen zu folgenden Themen:

- Vitamin-D3-Dosierungsangaben
- therapeutische Zielwerte
- moderate höher dosierte Vitamin-D3-Anfangstherapie
- Erhaltungstherapie
- Blutspiegeluntersuchungen

Haltepunkt Seelenruhe

Wir besitzen oft viel zu viele Dinge, die wir gar nicht benötigen. Ausmisten befreit uns daher. Durch Platz, Ordnung und Sauberkeit kann unsere Lebensenergie wieder frei fließen.

Bitte lesen Sie den Text für die folgende Meditation mehrmals durch und verinnerlichen Sie ihn, bevor Sie sie praktisch durchführen.

Platz schaffen

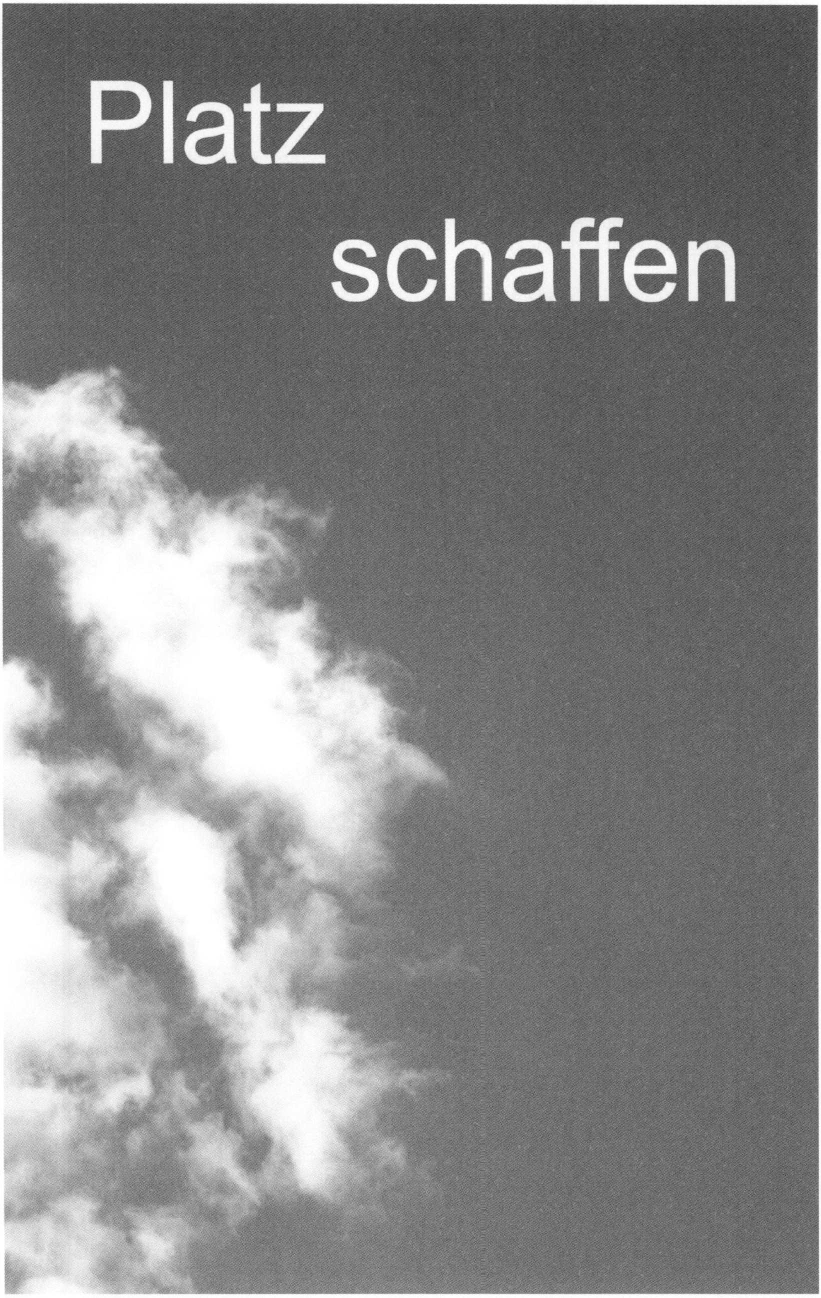

Meditation „Platz schaffen"

Atmen Sie zuerst gründlich aus, pusten Sie die verbrauchte Luft aus Ihrem Körper.
Atmen Sie nun durch die Nase tief in den Bauch ein und anschließend ganz langsam über den Mund wieder aus. Beim Einatmen wölbt sich Ihr Bauch nach außen, beim Ausatmen zieht er sich nach innen.
Konzentrieren Sie sich voll und ganz auf Ihre Atmung.
Atmen Sie kurz und tief durch die Nase ein und langsam durch den Mund aus.

Ein und aus.
Ein und aus.
Ein und aus.

Während Sie nun ruhig, gleichmäßig und konzentriert atmen, stellen Sie sich vor, wie Sie heiter und fröhlich Ihr Zuhause aufräumen und Dinge, die Sie nicht mehr benötigen, aus Ihrem Umfeld entfernen, zum Beispiel Hausrat, Spielzeug, Geschirr, Möbel und Bücher. Sortieren Sie alles in verschiedene Kartons oder Säcke und sortieren es nach nicht mehr Verwertbarem, Recycelfähigem für den Wertstoffhof und nach Dingen, mit denen Sie anderen Menschen noch eine Freude bereiten können.
Trennen Sie sich auch von Kleidungsstücken, die Ihnen nicht mehr passen, die Ihnen nicht mehr gefallen und die Sie ohnehin schon lange nicht mehr getragen haben. Es gibt viele Bedürftige, die sich sehr darüber freuen würden. Secondhand-Geschäfte, Sozialkaufhäuser, Kinderheime und soziale Einrichtungen sind gute Anlaufstellen für Sachspenden.
Spüren Sie, wie gut es sich anfühlt, Dinge, die Sie nicht mehr benötigen, aus Ihrem Umfeld zu entfernen, sie eventuell zu verschenken.
Sehen Sie sich in Gedanken beim Platzschaffen zu.
Behalten Sie nur Gegenstände, die Ihnen wirklich etwas bedeuten.
Spüren Sie, wie Sie dieses Ausrangieren befreit und beruhigt.

Platzschaffen befreit und beruhigt.
Platzschaffen befreit und beruhigt.
Platzschaffen befreit und beruhigt.

Kehren Sie nun ins Hier und Jetzt zurück mit dem Impuls, ab heute jeden Tag mit Freude etwas Platz zu schaffen: im Schrank, auf dem Schreibtisch, in Abstellräumen und auf allen Oberflächen.
Putzen Sie mit dem Gefühl, als würden Sie Ihr Herz reinigen.

Wenn Sie mögen, schließen Sie jetzt die Augen und praktizieren Sie die Meditation „Platz schaffen".

Falls Sie bei der Umsetzung im Alltag Hilfe benötigen, bitten Sie jemanden, der Sie motiviert und unterstützt, vielleicht eine gute Freundin, eventuell einen guten Freund. Oder Sie holen sich Unterstützung durch einen professionellen Ordnungscoach. Leicht fündig werden Sie hierbei im Internet. Lassen Sie sich aber bitte ein schriftliches Angebot erstellen und vergleichen Sie die Kosten, bevor Sie einen Ordnungscoach buchen. Sehen Sie dessen Website genau an und führen Sie am besten auch ein kurzes Telefonat. So können Sie überprüfen, ob der Ordnungscoach zertifiziert, vertrauensvoll und Ihnen persönlich sympathisch ist.

Magnesium

Magnesiumreiche Ernährung ist wichtig zur Umwandlung in aktives Vitamin D3

Magnesium ist ein sehr wichtiger Cofaktor für den Vitamin-D3-Stoffwechsel. In jedem Lebensalter, also auch bei Kindern, ist auf eine ausreichende Versorgung mit Magnesium zu achten, weil dieser Mineralstoff zur Umwandlung in die aktive Vitamin-D3-Form benötigt wird. Dies ist durch eine vielseitige, ausgewogene Ernährung mit reichlich frischem Gemüse, Kräutern und Obst leicht zu erreichen. Gleichzeitig empfehle ich einen angemessenen bis zurückhaltenden Konsum von Milch- und Fleischprodukten, weil ein Überangebot an Kalzium und Phosphat die biologische Verfügbarkeit von Magnesium behindert.
Während der hochdosierten Anfangstherapie bei Erwachsenen mit schweren Vitamin-D3-Mangelzuständen ist die zusätzliche Einnahme von Magnesium-Präparaten notwendig, zum Beispiel Magnesiumcitrat. Häufig besteht bei Patienten mit chronisch entzündlichen Darmerkrankungen ein Vitamin- und Mineralstoffmangel, somit auch eine Unterversorgung an Magnesium.

Magnesium sorgt für normale Körperfunktionen in vielfältigen Bereichen

Magnesium ist ein wichtiger Bestandteil des Mineralstoffhaushaltes und spielt eine große Rolle für unseren Körper. Es wirkt Erschöpfungszuständen entgegen.

Normale Körperfunktionen durch Magnesium sind in folgenden Bereichen möglich:

- Zellteilung
- Nervensystem
- Energiestoffwechsel
- Knochen und Zähne
- Eiweißsynthese

Bei hoher geistiger und körperlicher Belastung kann leicht ein Magnesiummangel auftreten.

Magnesium-Mangel-Symptome

Die körperlichen Beschwerden bei einem Mangel sind vielfältig. Am bekanntesten sind Muskelverspannungen und -krämpfe.

Mögliche Magnesium-Mangel-Symptome:

- Kopfschmerzen sowie Migräne
- Herzrhythmusstörungen
- Schlafstörungen
- Depressionen
- Erschöpfungszustände
- Muskelverspannungen und -krämpfe

Hohe Magnesium-Gehalte finden sich überwiegend in pflanzlichen Lebensmitteln

Denn der Mineralstoff ist auch für Pflanzen lebensnotwendig. Dort spielt er als unerlässlicher Baustein für die Fotosynthese eine wichtige Rolle.

Magnesiumreiche Lebensmittel:

- Kohlrabi
- Kartoffeln
- Grünkohl
- Erbsen
- Brombeeren
- Himbeeren
- Bananen
- Kiwi
- Haferflocken
- Hirse
- Vollkornprodukte
- Walnüsse und Mandeln
- Kürbiskerne

- Sonnenblumenkerne
- Leinsamen
- Sesam

Raffinierter Zucker und Auszugsmehle enthalten nur geringe Magnesium-Anteile. Genussmittel wie Alkohol und Nikotin, industriell verarbeitete Nahrungsmittel, aber auch bestimmte Arzneimittel, zum Beispiel Medikamente zur Entwässerung, begünstigen eine Magnesiumunterversorgung.

Ärztliche Rücksprache vor jeder Magnesium-Substitution über Supplemente

Um die Stoffwechselprozesse im Körper nicht versehentlich aus dem Gleichgewicht zu bringen, ist es notwendig abzuklären, ob ein Bedarf an Mineralstoffen über die Nahrungszufuhr hinaus notwendig ist.

Folgende Erkrankungen erfordern vor der Magnesium-Substitution, dringend eine ärztliche Rücksprache:

- Nierenerkrankungen
- Herzerkrankungen
- Erkrankungen der Schilddrüse
- Eisenstoffwechselstörungen

Zusätzlich erfordert jede Arzneimitteleinnahme eine ärztliche Rücksprache dahingehend, ob, wie und wie viele Nahrungsergänzungsmittel eingenommen werden dürfen.

Magnesium-Substitution während der hochdosierten Vitamin-D3-Anfangstherapie im Erwachsenenalter

Magnesium ist unverzichtbar für mehrere Hundert Enzyme und an zahlreichen Stoffwechselvorgängen beteiligt. Gerade während der hochdosierten Anfangstherapie mit Vitamin D3 ist in ärztlicher Absprache die begleitende Einnahme von Magnesium für rund vier Wochen wichtig. Unter Umständen kann der Einnahmezeitraum deutlich länger sein.

Zwei- bis dreimal 100 mg Magnesium pro Tag

Für die Magnesium-Substitution ist Magnesium-Citrat sehr gut geeignet. Da Magnesium sehr reaktionsfreudig ist, empfehle ich, das Präparat stets separat einzunehmen: Halten Sie mindestens eine Stunde Abstand zur Einnahme anderer Arznei- und Nahrungsergänzungsmittel. Nehmen Sie Magnesium mit reichlich stillem Wasser (mindestens 200 ml) ein, und zwar vor dem Frühstück und/oder zwischen den Mahlzeiten. Der zeitliche Abstand vor den Mahlzeiten sollte etwa 30 Minuten betragen. Da der Darm immer nur eine bestimmte Menge Magnesium aufnehmen kann, ist es besser, dem Körper niedrige Magnesiumkonzentrationen mehrmals über den Tag verteilt zu geben.

Magnesium-Zufuhr nach erfolgreicher Vitamin-D3-Anfangstherapie

Nach erfolgreicher Vitamin-D3-Anfangstherapie und nach ärztlicher Rücksprache ist bei normalem Magnesiumspiegel in der Regel nur noch eine Substitution von 100 Milligramm Magnesium pro Tag notwendig. Im weiteren Verlauf kann bei einer milchprodukt- und wurstarmen Ernährung mit reichlich Kräutern, Gemüse und Vollkornprodukten sowie optimalen Magnesiumspiegeln im Blut auf eine tägliche Magnesiumzufuhr über Präparate während der Vitamin-D3-Erhaltungstherapie verzichtet werden. Fermentierte Vollkorn-Brotteige sorgen indes zusätzlich für einen stabilen Magnesiumspiegel. Kinder und Jugendliche benötigen bei ausgewogener und vollwertiger Ernährung im Rahmen der Vitamin-D3-Erhaltungstherapie keine Magnesium-Zufuhr über Supplemente.

Wie Magnesium gehört Vitamin A ebenfalls zu den wichtigen Cofaktoren von Vitamin D3

Da es sich bei Vitamin A um einen Vitamin-D3-Cofaktor handelt, ist es wichtig, auf die Zufuhr von Lebensmitteln mit einem hohen Beta-Carotin-Gehalt zu achten. Somit können die vielfältigen Stoffwechselprozesse im Körper regelrecht ablaufen. Nähere Informationen zu Vitamin A und seiner Vorstufe, Beta-Carotin, erfahren Sie im Kapitel „Immunstark durch Vitamin A".

Haltepunkt Seelenruhe

Alltagssituationen, gestörter Schlaf und Krankheiten zehren an unseren Kräften. Wir fühlen uns mehr und mehr erschöpft.
Die folgende Meditationsübung kann Ihren Körper entspannen und gleichzeitig mit frischer Energie versorgen. Bitte lesen Sie den Text zunächst mehrmals durch und verinnerlichen Sie ihn, bevor Sie sie praktisch durchführen.

Meditation „Frische Energie"

Atmen Sie zuerst gründlich aus, pusten Sie die verbrauchte Luft aus Ihrem Körper. Atmen Sie nun durch die Nase tief in den Bauch ein und anschließend ganz langsam über den Mund wieder aus. Beim Einatmen wölbt sich Ihr Bauch nach außen, beim Ausatmen zieht er sich nach innen. Konzentrieren Sie sich voll und ganz auf Ihre Atmung. Atmen Sie kurz und tief durch die Nase ein und langsam durch den Mund aus.

Ein und aus.
Ein und aus.
Ein und aus.

Während Sie nun ruhig, gleichmäßig und konzentriert atmen, stellen Sie sich vor, wie Sie auf einer Bank am Waldrand unter einem Baum sitzen. Sanft scheinen Sonnenstrahlen durch das Blätterdach hindurch. Mit jedem tiefen Atemzug nehmen Sie dieses warme, weiße Licht der Sonnenstrahlen in Ihren Körper auf. Es erreicht jede einzelne Faser, jede einzelne Zelle und versorgt sie mit frischer Energie. Spüren Sie, wie Sie mit jedem Atemzug im warmen, weißen Licht der Sonnenstrahlen Ihren Körper mit frischer Energie versorgen.

Jeder Atemzug versorgt mich mit frischer Energie.
Jeder Atemzug versorgt mich mit frischer Energie.
Jeder Atemzug versorgt mich mit frischer Energie.

Kehren Sie nun ins Hier und Jetzt zurück und nehmen sie wahr, wie gut sie sich nach dieser Meditation fühlen.

Wenn Sie mögen, schließen Sie jetzt die Augen und praktizieren Sie die Meditation „Frische Energie".

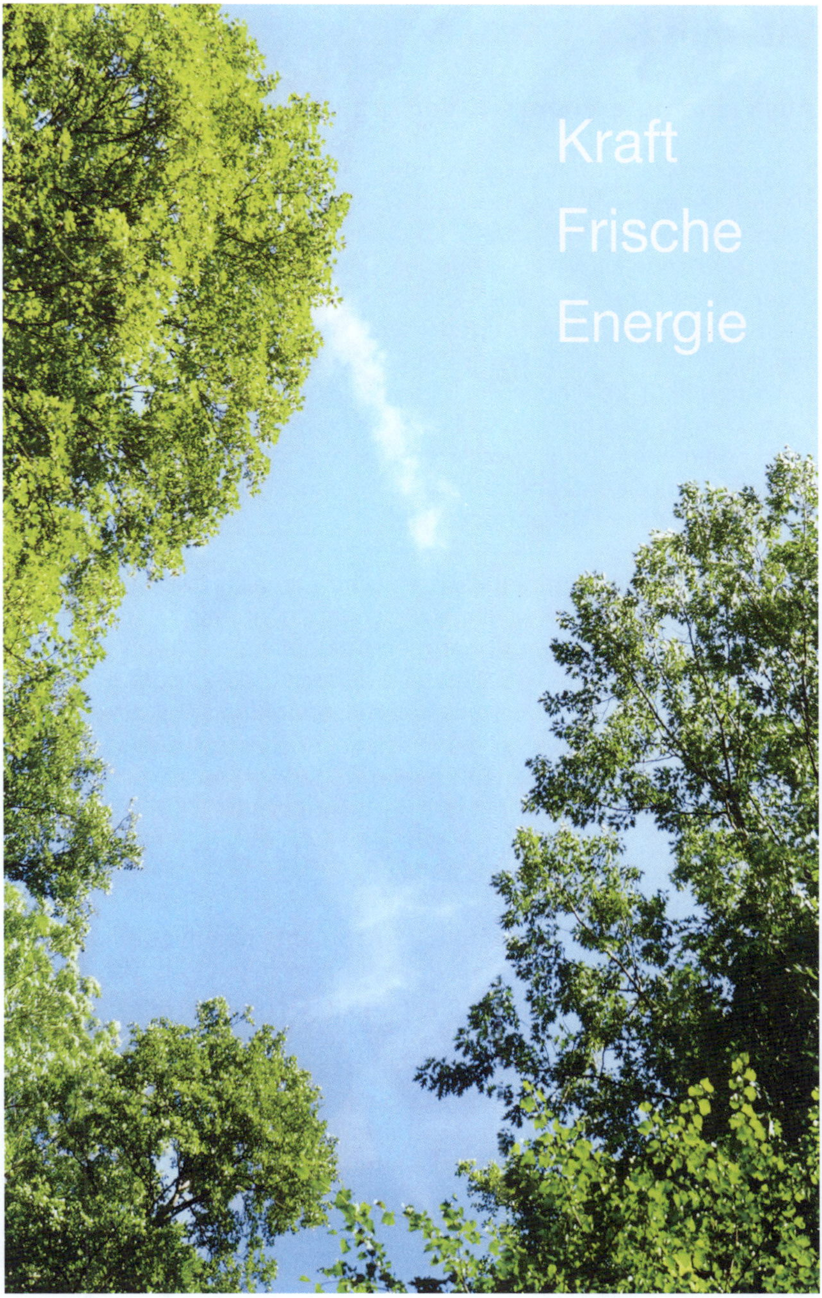
Kraft
Frische
Energie

Vitamin K

Auch eine gute Vitamin-K-Versorgung ist wichtig

K-Vitamine werden von vielen Pflanzen, Bakterien und Pilzen gebildet. Sie regulieren die Blutgerinnung, den Knochenstoffwechsel und die Beschaffenheit der Blutgefäße. Zu unterscheiden sind Vitamin K1 und K2: Vitamin K1 wird überwiegend von grünem Gemüse und anderen Grünpflanzen gebildet. Es ist für die Fotosynthese notwendig. Vitamin K2 hingegen benötigt Bakterien, um überhaupt entstehen zu können. Fermentierte Lebensmittel sind daher die Hauptlieferanten von Vitamin K2. Es schützt die Blutgefäße und liefert somit einen wertvollen Beitrag zur Arteriosklerose-Prophylaxe.
Eine regelmäßige Zufuhr von fermentierten Speisen zusammen mit grünem Gemüse und Kräutern kann die Versorgung mit Vitamin K1 und Vitamin K2 bereits abdecken.

Problematisch sind Antibiotika-Therapien. Denn sie haben zur Folge, dass im Darm Vitamin K1 nicht ausreichend in Vitamin K2 umgewandelt werden kann. Leider gibt es hierzu aktuell nur eine sehr geringe wissenschaftliche Datenlage. Ebenso dürftig ist der Umgang mit Vitamin K2 im Bereich der Krankheitsprävention und Therapie. In der Praxis zeigt sich jedoch, dass die moderne Ernährungsweise in unseren Breiten einem angemessenen Vitamin-K2-Spiegel im Körper eher entgegenwirkt. In Japan sieht das ganz anders aus.

Nattō lautet hier das Stichwort.

Nattō wird durch die Fermentation von Sojabohnen mit dem Bakterium Bacillus subtilis hergestellt. In Kombination mit Reis wird diese traditionelle Speise regelmäßig bereits zum Frühstück verzehrt. Eine Portion Nattō von 50 g liefert bis zu 500 Mikrogramm Vitamin K2. Da können selbst Sauerkraut und Hartkäse nicht mithalten. Geruch und Konsistenz dieser traditionell japanischen Kost sind allerdings für viele gewöhnungsbedürftig. In diesem Fall ist die Zufuhr über ein Nahrungsergänzungsmittel die angenehmere Alternative zur Speicherauffüllung im Körper.

Vitamin K2 wird aktuell nicht mehr als direkter Cofaktor von Vitamin D3 bezeichnet

Für die Vitamin-D3-Wirkung ist die zusätzliche Einnahme von Vitamin K2 nicht zwingend erforderlich.
Aufgrund seiner gefäßschützenden Eigenschaften profitieren Ältere und Menschen mit Gefäßkrankheiten von der zusätzlichen Gabe allerdings erheblich. Auch bei Frauen in der Menopause wird ein günstiger Einfluss von Vitamin K2 auf die Knochendichte beschrieben.
Da Kalzium im Knorpel an bestimmte Eiweiße gebunden wird, kann auch hier Vitamin K2 für die richtige Platzierung von Kalzium im Knochen sorgen und somit einer Gelenkverkalkung entgegenwirken.
Wichtig: Patienten, die zur Thromboseprophylaxe gerinnungshemmende Arzneimittel wie Phenprocoumon einnehmen, die die Vitamin-K-Aufnahme hemmen, müssen die Vitamin-K2-Substitution ärztlich abklären lassen, da es zu Wechselwirkungen kommen kann. Eine Vitamin-K-arme Kost ist dabei allerdings nicht notwendig.
Zum Schutz vor Osteoporose und zur Stabilisierung des Arzneimittelspiegels im Blut ist eine Vitamin-K-haltige Kost sogar essenziell.

Der Verzehr von Grapefruit beziehungsweise die Einnahme von Johanniskraut sollte hingegen bei jeder Medikamenteneinnahme mit berücksichtigt und ärztlich abgeklärt werden, da beides zu Veränderungen der Arzneimittelabbauprozesse in der Leber führt.

Stoffwechselprozesse greifen ineinander

Auch wenn für den Vitamin-D3-Stoffwechsel Vitamin K2 nicht direkt notwendig ist, ist es für das komplette Zusammenspiel in Bezug auf den Kalziumhaushalt und die Kalziumverteilung sehr wichtig. Kein Prozess läuft für sich allein. Alle Vorgänge greifen ineinander wie die Zahnräder eines mechanischen Uhrwerks.

Vitamin-K-Mangel

Ein Mangel an Vitamin K führt zu Blutgerinnungsstörungen. Ferner wurde ein erhöhtes Risiko für Knochenbrüche beobachtet. Neugeborene erhalten nach der Geburt Vitamin-K-Tropfen, weil sie noch keine ausreichende Speichermöglichkeit besitzen. Auf diese Weise wird Blutungen vorgebeugt.
Gerade auch bei Patienten mit chronischen Magen-Darm-Erkrankungen kommt es zu einer unzureichenden Vitamin-K-Aufnahme. Lebererkrankungen führen ebenfalls zu einer verminderten Verwertung. Die Einnahme von Antibiotika oder Cumarin-Medikamenten kann ebenfalls einen Vitamin-K-Mangel im Körper bewirken. Da im höheren Lebensalter häufiger Resorptionsstörungen im Darm vorliegen und die Blutgefäße zu Arteriosklerose neigen, profitieren bereits Menschen ab dem 50. Lebensjahr von 80 Mikrogramm Vitamin K2 pro Tag. Bei bestehenden Gefäßerkrankungen und Mangelernährung sind nach ärztlicher Absprache höhere Dosierungen notwendig.

Vitamin-K2-reiche Lebensmittel

Der Vitamin-K2-Gehalt in fermentierten Lebensmitteln ist abhängig von den verwendeten Mikroorganismen.

Beispiele für Vitamin-K2-reiche Lebensmittel:

- Nattō
- frisches Sauerkraut
- Kimchi
- vegane Joghurt-Alternativen
- Milchprodukte wie Joghurt und Käse

Nattō kann sowohl aus Sojabohnen als auch aus Kichererbsen hergestellt werden.

Vitamin-K1-reiche Lebensmittel

Um Zivilisationskrankheiten jeglicher Art vorzubeugen ist es wichtig, auch Vitamin-K1-reiche Lebensmittel zu verzehren. Hierbei sind grünes Gemüse und Kräuter sehr gut geeignet, idealerweise als Rohkost.

Beispiele für Vitamin-K1-reiche Lebensmittel:

- Grünkohl
- Brokkoli
- Rosenkohl
- Blumenkohl
- Chinakohl
- Spinat
- Mangold
- Feldsalat
- Petersilie
- Rucola

Bisher sind keine toxischen Nebenwirkungen von Vitamin K2 bekannt

Bei gesunden Menschen sind keine schädlichen Reaktionen durch Vitamin K2 auf den Körper bekannt. Die Europäische Behörde für Lebensmittelsicherheit hat in Bezug auf die Verwendung von Vitamin-K-Produkten daher auch keine Tageshöchstmenge festgelegt.
Für gesunde Erwachsene mit niedrigem bis normalem Körpergewicht, insbesondere nach einer Antibiotika-Therapie, auch wenn sie schon länger zurückliegt, empfehle ich 40 bis 80 Mikrogramm Vitamin-K2-Supplement pro Tag, sofern die Abdeckung über fermentierte Lebensmittel nicht gewährleistet ist. Im Rahmen der ärztlich begleiteten hochdosierten Vitamin-D3-Anfangstherapie ist es allerdings sinnvoll, in Abhängigkeit vom Körpergewicht 100 bis 200 Mikrogramm Vitamin K2 pro Tag zu substituieren.
In Bezug auf die biologische Verfügbarkeit kann Vitamin-K2-MK7 am besten vom Körper verwertet werden.

Bitte lagern Sie Vitamin-K2-haltige Supplemente dunkel. Sie sind sehr lichtempfindlich.

Natürliches Tageslicht – eine Quelle für Gesundheit

Zusammenhang von körperlicher Aktivität und Vitamin D3

Mindestens genauso wichtig wie die Erhaltung eines optimalen Vitamin-D3-Spiegels ist die tägliche Auslastung des Körpers durch Bewegung. Körperliche Aktivität ist in jedem Lebensalter zur Aktivierung von Vitamin D3 notwendig. Mit regelmäßiger und ausreichender Bewegung stabilisiert sich der gesamte Organismus, gleichzeitig kommt es zu verbesserten Reparaturprozessen. Das Risiko für verschiedene Krebsarten kann somit reduziert werden. Durch körperliche Bewegung wird Körperfett abgebaut und Entzündungen gehen zurück. Am erfolgreichsten ist eine Kombination aus Ausdauersport und Krafttraining. Gartenarbeit oder beispielsweise Einsätze bei Umwelt- und Naturschutzorganisationen sind eine ganzheitliche Mischung und somit ebenfalls hervorragend geeignet. Gerade für Kinder und Jugendliche funktioniert Gesundheitserziehung am besten durch Vorbilder. Sie erspart unnötige Diskussionen über die Notwendigkeit von körperlicher Aktivität sowie gesellschaftliches Engagement und ist sehr effektiv. Gerade Kinder sind freudige Nachahmer.

Erlauben wir uns leuchtende Beispiele zu sein und Zeichen für eine gute Zukunft zu setzen.

Aktivitäten im Freien: gleich drei Dinge auf einmal

Am besten führen Sie Ihre körperlichen Aktivitäten abseits von stark befahrenen Straßen so naturnah wie möglich unter freiem Himmel aus. Wird Vitamin D3 durch UV-B-Strahlung in der Haut gebildet, verweilt es zwei- bis dreimal länger im Körper, als wenn es über Supplemente zugeführt wird.

Bitte achten Sie darauf, dass Sie sich nach einem fieberhaften Infekt circa 4-6 Wochen körperlich schonen. Langsame Waldspaziergänge wären in diesem Fall gut geeignet.

Vorteile durch körperliche Aktivität im Freien:

Natürliches Sonnenlicht ermöglicht die Eigensynthese von Vitamin D3 in der Haut, gleichzeitig profitieren Augen und Gemüt.
Durch Bewegung kommt der gesamte Kreislauf und der Stoffwechsel in Schwung, Knochen und Muskeln werden gestärkt.
Tiefere Atmung in schadstoffarmer Umgebung versorgt den Körper mit reichlich Sauerstoff.
Der Wald bietet zudem einen Quell ätherischer Öle: Terpene. Auch sie tragen vielfältig zu unserem geistigen und körperlichen Wohlbefinden bei. Immer häufiger spricht man in diesem Zusammenhang vom Waldbaden.

Insbesondere der Blick in die Ferne bei natürlichem Tageslicht ist ein wichtiger Ausgleich zu Bürotätigkeiten aller Art und dem generellen Aufenthalt in engen Räumen. Es mag trivial klingen: Aber für die Augen ist dies Entspannung pur. Es führt bei regelmäßiger Anwendung nachweislich zur Verbesserung des Sehvermögens.

Medizinisches Sonnenbaden: eine Alternative

Sollte bei Ihnen eine Vitamin-D3-Resorptionsstörung im Verdauungstrakt vorliegen, ist sehr vorsichtiges Sonnenbaden ohne Sonnenschutzmittel eine Alternative.
In Bezug auf das Hautkrebsrisiko ist dabei natürlich immer eine genaue Risiko-Nutzen-Abwägung durchzuführen. Idealerweise sorgen Sie diesbezüglich für eine gute Anbindung an eine hautärztliche Praxis.
In Deutschland bietet sich zum Sonnenbaden nur das Sommerhalbjahr an, möglichst außerhalb der Großstadt und bei wolkenfreiem Himmel. Eine effektive Vitamin-D3-Bildung in der Haut erfolgt nur zwischen zehn und 15 Uhr. Je höher die Sonne steht, desto höher ist der UV-B-Strahlenanteil. Gezieltes Sonnenbaden wird ohne Sonnenschutzmittel und am besten im Liegen durchgeführt. Dabei werden fünf bis zehn Minuten pro Körperseite in Rücken- und Bauchlage besonnt. Am besten stellen Sie sich einen Wecker. Bei starker Haut-Pigmentierung ist eine längere Besonnung notwendig.
Während des medizinischen Sonnenbadens ist der Körper nur minimal bekleidet und der Kopf stets abgedeckt. Um rechtzeitig Ihren

Körper an die Besonnung zu gewöhnen, beginnen Sie mit dem regelmäßigen Sonnenbaden bereits im April. Somit können Sie eine natürliche Sonnenschwiele aufbauen. Es ist wichtig zu wissen, dass in den ersten Minuten die meiste Vitamin-D3-Bildung in der Haut stattfindet.

Zu langes Sonnenbaden erhöht natürlich die Hautkrebsgefahr und baut bereits gebildetes Vitamin D3 in der Haut wieder ab.
Bitte seien Sie daher gerade unter der Sommer-Sonne besonders vorsichtig.
Sobald sich erste Rötungen zeigen, beenden Sie das Sonnenbaden auf der betreffenden Körperseite und verringern die Besonnungszeit beim nächsten Mal.

Nur gelegentliches Sonnenbaden ohne Sonnenschutz und ohne Anpassung ab dem Frühjahr, zum Beispiel nur selten am Wochenende oder nur während des Sommerurlaubs, ist problematisch.
Ein ausreichender Vitamin-D3-Vorrat für das Winterhalbjahr wird nur durch regelmäßiges medizinisches Sonnenbaden erreicht. Durch richtiges Sonnenbaden können bis zu 20.000 Internationale Einheiten Vitamin D3 am Tag gebildet werden.

Bitte genau hinschauen

Zum Abschluss dieses Kapitels Immunstark durch Vitamin D3 und Co. möchte ich noch einmal Folgendes deutlich machen:

Nördliche Breitengrade, Umweltverschmutzung, Überfischung, moderne Lebensweise sowie Bekleidung und Hautkrebsprophylaxe können zu einem Vitamin-D3-Mangel führen, der unbedingt gesehen und optimal behandelt werden muss!

Sorgen Sie für einen optimalen Vitamin-D3-Spiegel in Ihrem Körper in dem Wissen, dass naturnah lebende Völker im Durchschnitt einen Wert von rund 50 Nanogramm pro Milliliter aufweisen.

Mittlerweile werden viele medizinische und gesellschaftliche Probleme erkannt. Das ist sehr erfreulich.
Man sorgt bereits in verschiedenen Bereichen für positive Veränderungen. Die Geschwindigkeit darf hier allerdings noch gesteigert werden. Es gibt somit auch einen Grund, mit Optimismus in die Zukunft zu schauen.

Anwendungstabellen und Befindlichkeitstabellen

Im Anhang habe ich für Sie Anwendungstabellen und Befindlichkeitstabellen vorbereitet. Bitte lesen Sie aber erst einmal das Buch komplett durch, bevor Sie mit diesen Tabellen arbeiten.

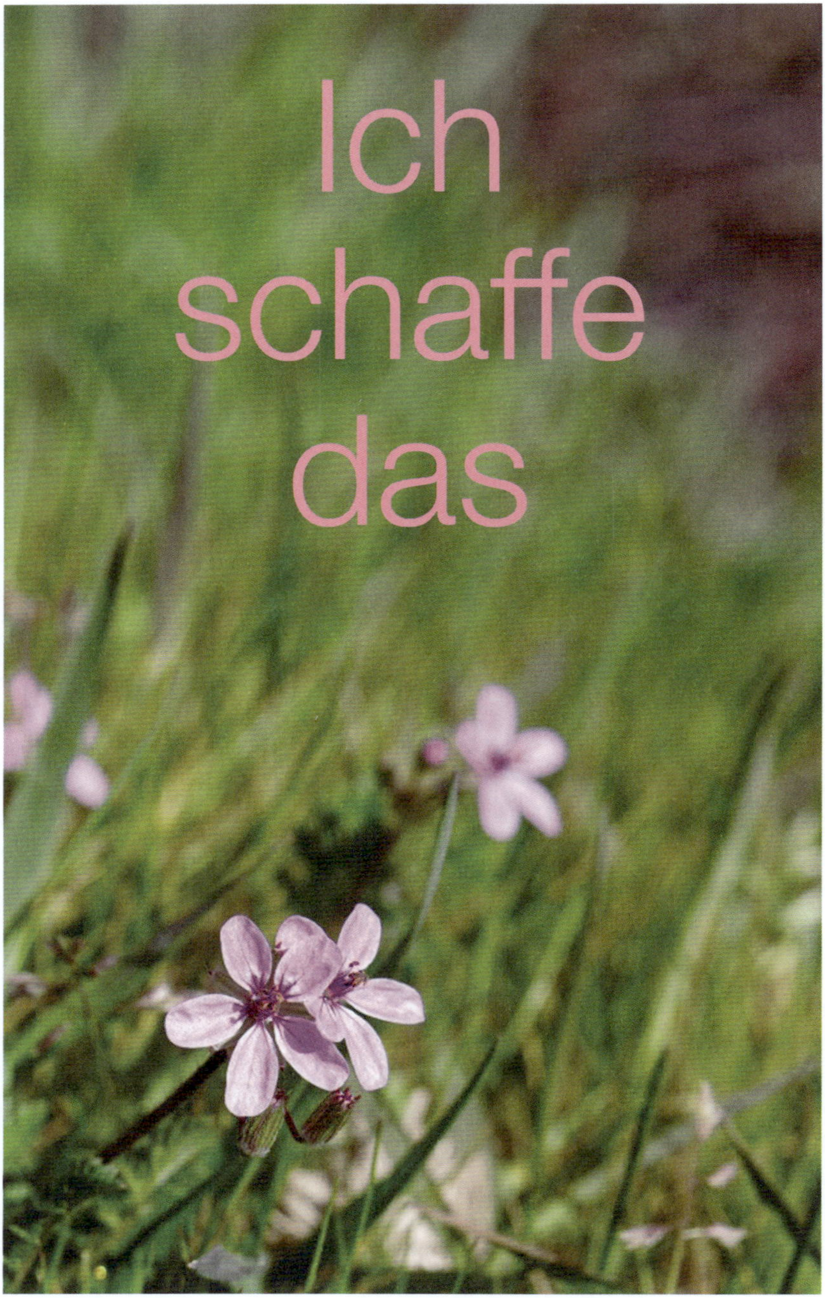
Ich
schaffe
das

IMMUNSTARK
durch
AFFIRMATIONEN

Affirmation

Als Affirmation bezeichnet man einen selbstbejahenden Satz, der Ihnen guttut. Sie unterstützt uns, wenn wir in unserem Leben etwas verändern möchten. Tägliche positive Affirmationen stärken die Widerstandskraft und somit das Immunsystem. Sie können sogar innere Blockaden auflösen. Denn im Alltag konzentrieren wir uns oft zu sehr auf die Schwere und Unannehmlichkeiten der eigenen Lebenswelt. Ängste und Unruhe können die Folge sein.
Wenn Sie passende Affirmationen erstellen, formulieren Sie damit ganz bewusst positive Gedanken und sorgen für Ihr seelisches Gleichgewicht. Sie geben ihnen mehr Selbstvertrauen und können Ihr Selbstwertgefühl stärken. Wichtig ist, dass Ihre Affirmation keinen inneren Widerstand in Ihnen auslöst. Eine richtig ausgewählte Affirmation ist somit passgenau auf Sie abgestimmt. Sie trägt und begleitet Sie positiv durch den Tag. Arbeiten Sie erstmals mit Affirmationen, kann das zunächst befremdlich für Sie wirken. Verwechseln Sie eine solche Irritation bitte nicht mit einem inneren Konflikt, der zermürbt, bei dem die Gedanken andauernd um das Problem kreisen und durch das Sie nicht mehr gut schlafen können. Probieren Sie es einfach aus. Vielleicht ist diese Methode ja etwas für Sie.

Anwendung – eigene Affirmationen erstellen

Verzichten Sie bei Ihren Affirmationen unbedingt auf Wörter wie „nein" und „kein". Verneinungen können in diesem Zusammenhang vom Gehirn nämlich nicht richtig verarbeitet werden. Sie würden einfach ausgeblendet, was dazu führt, dass eine genau gegenteilige Affirmation entstünde.
Passen Sie also bitte nur positive Gedanken für sich an.

Formulieren Sie nun eine passgenaue Affirmation. Spüren Sie in sich hinein, ob Ihr selbstbejahender Satz für Sie frei von innerem Widerstand und Konflikten ist. Gleichen Sie Ihre Affirmation gegebenenfalls so an Ihre individuellen Bedürfnisse an, dass Sie den selbstbejahenden Satz schließlich glauben und akzeptieren können. Passt die Affirmation zu einem späteren Zeitpunkt für Sie nicht mehr, formulieren Sie sie einfach neu.

Im Folgenden nenne ich Ihnen einige Beispiele für Affirmationen:

Meine Gesundheit wird mir von Tag zu Tag wichtiger.
Ich entscheide mich für gute körperliche
und seelische Gesundheit.
Ich schaffe das.
Ich bin immunstark und gesund.
Ich bewege mich von Tag zu Tag mehr.
Ich ernähre mich gerne gesund.
Ich bin richtig, so wie ich bin.
Ich achte auf mein Wohlbefinden.
Ich bin motiviert und tue mein Bestes.
Ich glaube fest an meine gute Gesundheit.
Gesundheit fließt frei durch meinen Körper.
Tag für Tag akzeptiere ich mich etwas mehr.
Ich verzeihe mir.
Ich liebe und akzeptiere mich so, wie ich bin.
In Liebe und Dankbarkeit lebe ich mein Leben.
Danke für meine gute Gesundheit!

Seien Sie kreativ, wenn Sie Ihre persönliche Affirmation erstellen. Formulieren Sie Ihren begleitenden Satz in einer Weise, dass er eine positive, inspirierende Aussage beinhaltet und Sie durch ihn motiviert werden.
Lassen Sie sich bei Bedarf ruhig auch von weiterer Literatur zum Thema inspirieren.

Anwendung der für Sie passenden Affirmation

Fühlen Sie sich mit der Methode wohl und haben einen passenden Satz für sich aus der Beispielliste oder neu formuliert gefunden, übertragen Sie ihn bitte am Ende eines jeden großen Kapitels in diesem Buch an der dafür vorgesehenen Stelle. Während der Buchlektüre erinnern Sie sich dadurch immer wieder an Ihre Affirmation und können überprüfen, ob sie noch passgenau in Bezug auf Ihre Lebensumstände ist.
Am besten schreiben Sie sich die Affirmation, die zu Ihnen passt und mit der Sie sich wohlfühlen, zusätzlich auf ein kleines Kärtchen und tragen es immer bei sich. Darüber hinaus können Sie Ihre Affirmation dort platzieren, wo sie sich häufig aufhalten, zum Beispiel am Spiegel im Bad.

Affirmation – Nahrung für das Unterbewusstsein: Die Wiederholung macht den Unterschied!

Wiederholung, Wiederholung, Wiederholung ...

Affirmationen wirken nur durch andauernde Wiederholungen. Denn nur dann erhalten sie Zugang zu Ihrem Unterbewusstsein. Wenn Sie möchten und es die Situation erlaubt, sprechen Sie Ihre Affirmationen laut und dreimal hintereinander, gerne auch vor dem Spiegel. Andernfalls „sprechen" Sie Ihre Affirmation still in Gedanken. Fühlen Sie dabei so intensiv wie möglich die positive Aussagekraft Ihrer persönlichen Affirmation. Es ist sinnvoll, das Ganze als Ritual in Ihren Alltag einzubauen.

Gute Gelegenheiten für das Sprechen oder Denken Ihrer Affirmation sind

- vor dem Einschlafen,
- direkt nach dem Aufwachen, bevor Sie die Augen öffnen,
- vor und nach der Selbsthypnose „Immunstark in die Zukunft"
- vor dem Spiegel (beispielsweise immer vor dem Zähneputzen) und
- während leichter körperlicher Aktivität, sofern Sie sich nicht konzentrieren müssen.

So könnten die Wiederholungen Ihrer persönlichen Affirmationen zum Beispiel in den Tag eingebunden werden:

Vor dem Einschlafen:

„Meine Gesundheit ist mir von Tag zu Tag wichtiger.
Meine Gesundheit ist mir von Tag zu Tag wichtiger.
Meine Gesundheit ist mir von Tag zu Tag wichtiger."

Direkt nach dem Aufwachen, bevor Sie die Augen öffnen:

„Meine Gesundheit ist mir von Tag zu Tag wichtiger.
Meine Gesundheit ist mir von Tag zu Tag wichtiger.
Meine Gesundheit ist mir von Tag zu Tag wichtiger."

Vor und nach der Selbsthypnose „Immunstark in die Zukunft":

„Meine Gesundheit ist mir von Tag zu Tag wichtiger.
Meine Gesundheit ist mir von Tag zu Tag wichtiger.
Meine Gesundheit ist mir von Tag zu Tag wichtiger."

Probieren Sie aus, welches Ritual und welche Affirmation für Sie am besten passt. Ich empfehle ein bis drei Anwendungen am Tag. Obwohl diese Methode wie ausgeführt von Regelmäßigkeit und Wiederholungen lebt, gehen Sie stets zwanglos mit ihr um. Betrachten Sie Ihre Affirmation als motivierenden Begleiter für den Tag, den Sie in Gedanken immer bei sich tragen.

Bitte notieren Sie hier Ihre eigene(n) Affirmation(en):
Überprüfen Sie noch einmal, ob Ihre Affirmation für Sie wirklich passt und Sie sich mit ihr ohne innere Widerstände und Konflikte wohlfühlen.

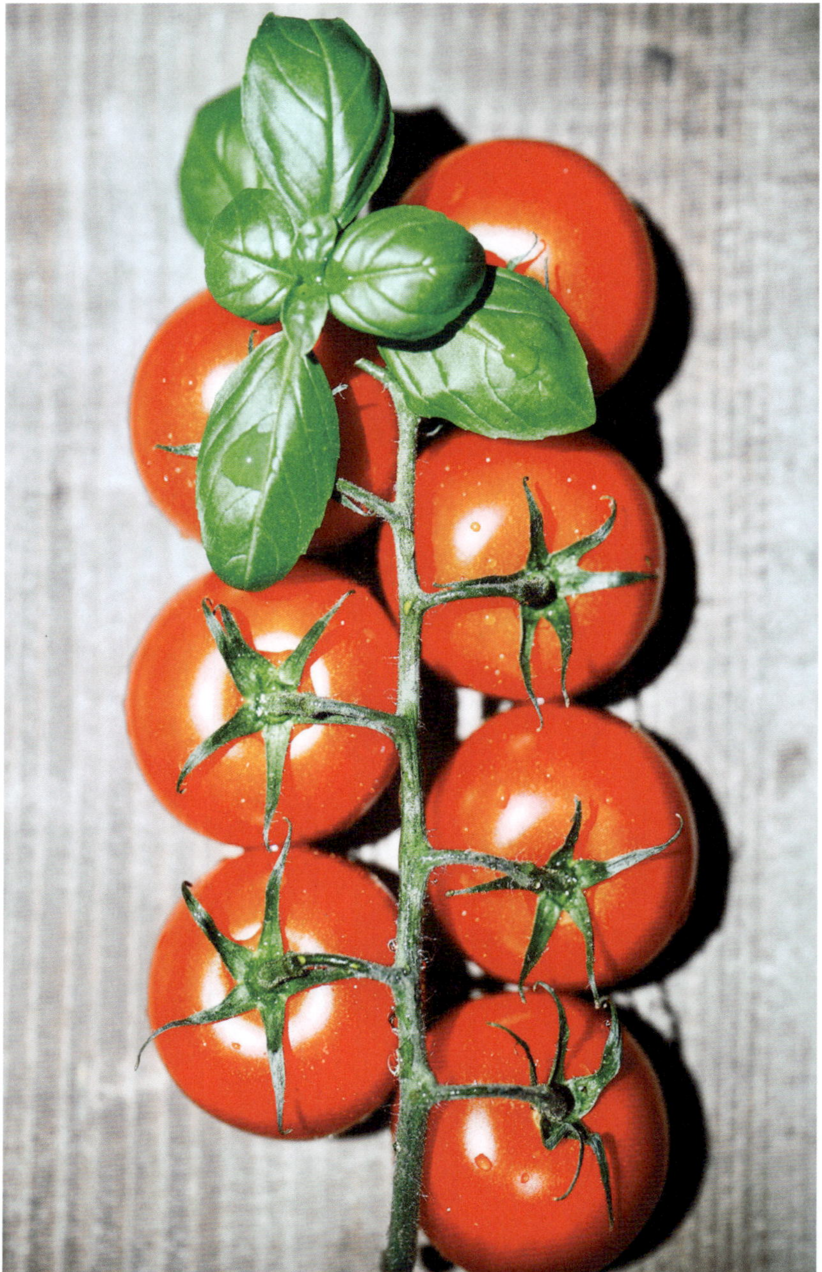

IMMUNSTARK
durch
VITAMIN A

Wissenswertes über Vitamin A

Vitamin A umfasst eine ganze Gruppe von Stoffen. Dabei wird Retinol auch als Vitamin A1 bezeichnet. Die Zuordnung ist etwas kompliziert. Der Einfachheit halber setzt man Vitamin A mit der sogenannten Retinol-Gruppe gleich. Dabei handelt es sich um ein lebensnotwendiges fettlösliches Vitamin. Sowohl Mensch und Tier, können ihren Bedarf nur über die Nahrung decken.

Vitamin-A-Effekte im menschlichen Körper

Vitamin A wirkt sehr vielfältig, genau wie Vitamin D. Es normalisiert und optimiert eine Fülle von Stoffwechselprozessen. Das Vitamin ermöglicht die Gesunderhaltung der Haut und Schleimhäute. Somit werden Viren und andere Krankheitserreger daran gehindert, leicht in den Körper einzudringen. Zudem sorgen Betacarotinoide (pflanzliche Vorstufen von Vitamin A) für eine effektivere Wirkung der weißen Blutkörperchen. Auch die Antikörperproduktion wird positiv beeinflusst. Gerade bei der Entstehung einer Lungenentzündung ist dies wichtiges Hintergrundwissen.

Vitamin A dient zur Erhaltung

- eines intakten Immunsystems,
- gesunder Haut und Schleimhäute,
- einer guten Sehkraft, auch nachts,
- der Mobilisierung von Eisen aus dem körpereigenen Speicher,
- der regelrechten Neubildung von Blutkörperchen und
- der Vorbeugung von DNS-Schädigungen in den Hautzellen.

Vitamin-A-Mangel-Symptome

In Entwicklungsländern ist Vitamin-A-Mangel die häufigste Ursache für Erblindung und erhöhte Sterblichkeit im Kindesalter. Nachtblindheit ist typischerweise das erste Symptom. Später kommt es zur Austrocknung und erhöhter Lichtempfindlichkeit der Augen. Weitere Merkmale sind trockene Haut und Schleimhäute bis hin zur Verhornung und eine erhöhte Infektanfälligkeit.

Wann kann es zu einem Vitamin-A-Mangel kommen?

Problematisch ist auch hier in allen Altersgruppen einseitige Ernährung. Am Beispiel hochbetagter Senioren möchte ich verdeutlichen, wie schnell der menschliche Körper in eine Vitamin-Unterversorgung rutschen kann:
Oft essen ältere Menschen weniger. Wenn dann die Versorgung mit vollwertigen Lebensmitteln ausbleibt, kommt es häufig zu einem Vitamin-A-Mangel. Nicht selten ist die Altersgruppe zusätzlich von Nierenkrankheiten betroffen, die eine vermehrte Vitamin-A-Ausscheidung über den Urin bewirken können.
Für junge und gesunde Personen ist es wichtig zu wissen, dass eine sehr eiweißreiche Kost zu einem vermehrten Vitamin-A-Verbrauch führt. Hierbei können die wichtigen Körpervorräte rasch aufgebraucht werden. Außerhalb des Leistungssportbereiches ist deshalb eine Ernährung mit einem angemessenen Eiweißgehalt weniger belastend für den Körper und somit viel gesünder. Auch Kinder haben, insbesondere während der Wachstumsphase, einen erhöhten Vitamin-A-Bedarf. Aus diesem Grund ist eine bewusste, ausgewogene Ernährung besonders wichtig.
Während der Schwangerschaft und Stillzeit ist der Verbrauch von Vitamin A ebenfalls erhöht. Ob eine Zufuhr an Pro-Vitamin-A notwendig ist, kann nur ärztlich abgeklärt werden.

Jede Form einer vermehrten körperlichen und seelischen Belastung erfordert Vitamin A in den vielfältigsten Stoffwechselprozessen.

Hier einige Beispiele:

- Schlafmangel
- beruflicher und privater Stress
- Rauchen
- Umweltgifte
- übermäßige UV-Strahlung

Die Vitamin-A-Unterversorgung kann sich im Körper durch eine gestörte Fettverdauung sowie Erkrankungen der Leber und/oder der Bauchspeicheldrüse bemerkbar machen.
Eine ausgewogene und vitaminreiche Ernährung während des ganzen Jahres, verbunden mit regelmäßiger, moderater Bewegung

und Meditation, schützt uns vor Mangelzuständen und stärkt unseren Körper auf allen Ebenen.

Vorkommen von Vitamin A (Retinol) in tierischen Produkten

Das fettlösliche Vitamin A, zu dem auch Retinol gehört, ist nur in tierischen Lebensmitteln vorhanden.

Vitamin-A-haltige Lebensmittel:

- Leber
- Eigelb
- Fisch
- Milchprodukte

Der Vitamin-A-Gehalt in der Leber ist beachtlich hoch. In diesem Zusammenhang ist es aber wichtig zu wissen, dass zu große Vitamin-A-Konzentrationen in tierischen Produkten wiederum zu Vergiftungen führen können. Die Vitamin-A-Vorstufen in pflanzlichen Lebensmitteln sind nicht toxisch für den Körper. Interessant ist, dass bei Inuit die Leber von Eisbären und Robben nicht auf dem „Speiseplan" steht. Denn die Vitamin-A-Konzentrationen sind in diesen Organen so hoch, dass sie für Menschen giftig wären.
Will man Leber verzehren, ist es wichtig, sich bewusst zu machen, dass es sich hierbei um ein Entgiftungsorgan handelt. Umweltgifte und Medikamentenrückstände sind hier deshalb in deutlich höheren Konzentrationen enthalten als in anderen tierischen Bestandteilen. Am besten bedienen Sie sich bei Erzeugnissen aus ökologischer Landwirtschaft. Während der Schwangerschaft ist es ratsam, sich beim Konsum von Leberprodukten generell zurückzuhalten.

Pflanzliche Carotinoide als Vitamin-A-Vorstufe

Carotinoide sind die Farbstoffe der Pflanzen. Möhren werden durch sie orange, Tomaten rot gefärbt. In Grünkohl sind sie aufgrund des hohen Chlorophyll-Anteils nicht sichtbar. Die verschiedenen Pflanzen und Mikroorganismen wie Bakterien und Pilze sind in der Lage, mehrere Hundert verschiedene Carotinoide zu produzieren. Sie dienen dem Schutz, beispielsweise vor UV-Strahlung. Zudem sind sie an der Fotosynthese beteiligt. Sie wirken antioxidativ und schützen somit vor einem Ungleichgewicht an freien Radikalen auch in unserem Körper. Freie Radikale sind hochreaktive Verbindungen, die durch äußere Einwirkungen wie Zigarettenrauch, Umweltgifte und UV-Strahlung entstehen können. Entzündungsvorgänge führen ebenfalls zur Bildung dieser Substanzen. Gleichzeitig ist es aber auch wichtig zu wissen, dass ein Teil der freien Radikale bei der Abwehr gegenüber Krankheitserregern unerlässlich ist. Letztendlich ist immer ein ausgewogenes Verhältnis zwischen freien Radikalen und Antioxidanzien wie pflanzlichen Carotinoiden notwendig. Über 600 Arten von Carotinoiden wurden bereits identifiziert. Der menschliche Körper kann davon rund 60 für die Vitamin-A-Bildung nutzen. Ihnen kommt eine große Bedeutung bei der Krankheits-Vorsorge zu. Am bekanntesten ist das Betacarotin. Dem Carotinoid Lycopin schreibt man den größten antioxidativen Einfluss zu. Es kommt unter anderem in Tomaten vor. Je mehr man Tomaten zerkleinert, desto mehr werden sie aus dem schwer resorbierbaren Pflanzenverband herausgelöst. Das Aufkochen der Tomaten erhöht den verfügbaren Lycopin-Gehalt zusätzlich.

Lycopin-reiche Pflanzen sind

- Tomaten,
- Wassermelonen,
- Hagebutten,
- Blüten der Ringelblume und
- Sanddorn.

Ein außergewöhnlich hoher Lycopin-Gehalt ist in der tropischen Baby-Jackfrucht (GAC) enthalten. Sie wird häufig in Vietnam verzehrt, auch um einem Vitamin-A-Mangel vorzubeugen.

Carotin-reiche Lebensmittel sind

- Möhren,
- Grünkohl,
- Süßkartoffeln,
- Kürbis,
- Aprikosen,
- Mango,

- Bockshornklee,
- Sauerampfer,
- Löwenzahn,
- Petersilie,
- Feldsalat und
- Rapsöl.

Richtige Lagerung und Zubereitung sind entscheidend für die Vitamin-A-Aufnahme in unserem Körper

Durch pflanzliche Lebensmittel kann der Körper sehr gut mit Vitamin-A-Vorstufen versorgt werden. Um den Carotinoid-Gehalt der Lebensmittel gut zu erhalten, ist es wichtig, sie mit ihrer Schale dunkel zu lagern. Beim Kochen und Trocknen von Lebensmitteln können bis zu 40 Prozent des Vitamin-A-Gehaltes verloren gehen. Es ist also wesentlich, die Speisen schonend zu erhitzen. Generell können Sie den Gehalt von hochwertigen sekundären Pflanzenstoffen in Speisen erhöhen, indem Sie immer auch Gewürzkräuter bei der Zubereitung verwenden. Da es sich bei Vitamin A und seinen Vorstufen um fettlösliche Vitamine handelt, ist beim Verzehr eine geringe Menge Öl notwendig, um eine optimale biologische Verfügbarkeit zu erreichen. Carotinoide werden von unserem Körper nur bei Bedarf in Vitamin A (Retinol) umgewandelt. Die Speicherung erfolgt überwiegend in der Leber. In den Augen und der Lunge werden Carotinoide und Vitamin A ebenfalls eingelagert.

Keine synthetischen Vitamin-A-Präparate in hoher Dosierung ohne ärztliche Absprache einnehmen

Die Gefahr der Überdosierung durch Vitamin A beziehungsweise ihre pflanzlichen Vorstufen wird immer wieder diskutiert. Insbesondere während der Schwangerschaft und bei Nikotinabhängigkeit kann es zu toxischen Reaktionen kommen, die Krebsrate kann sich erhöhen. Bevor man Nahrungsergänzungsmittel mit isolierten Substanzgruppen nimmt, ist es wichtig, die Notwendigkeit abzuklären.
In frischen pflanzlichen Lebensmitteln liegen alle sekundären Pflanzenstoffe in ihrer natürlichen Zusammensetzung vor und stellen keine Gefahr für die Gesundheit dar.

Nur im natürlichen Verbund der gesamten Pflanze können die vielfältigen Inhaltsstoffe ihre optimale und positive Wirkung auf den Organismus entfalten.

Unsere moderne Lebensweise benötigt einen Gegenpol!

Der Zeitraum für unsere Nahrungsaufnahme ist hierfür entscheidend. Essen Sie daher immer langsam und bewusst. Die Verknüpfung der Mahlzeit mit dem Fokus auf die Speisen und die eigene Verdauung, fernab von Smartphone und Co., fern von heftigen Diskussionen, schützt zusätzlich vor Erkrankungen und stärkt den gesamten Körper. Durch häufiges und gründliches Kauen erzielen Sie die beste Ausbeute an sekundären Pflanzenstoffen für Ihren Körper. Enzyme können bereits im Mund aktiv werden. Der Verdauungstrakt wird dadurch optimal stimuliert. Speziell bei Erkrankungen des Verdauungssystems – von Sodbrennen über Magenschleimhautentzündung bis zu Darmerkrankungen – dient diese Haltung während des Essens der Stärkung und Gesundung aller Verdauungsorgane.
Ausreichend lange Nahrungspausen, insbesondere vor dem Schlafengehen, sind genauso bedeutungsvoll.

Bitte notieren Sie hier Ihre eigene(n) Affirmation(en):

Überprüfen Sie noch einmal, ob Ihre Affirmation für Sie wirklich passt und Sie sich mit ihr ohne innere Widerstände und Konflikte wohlfühlen.

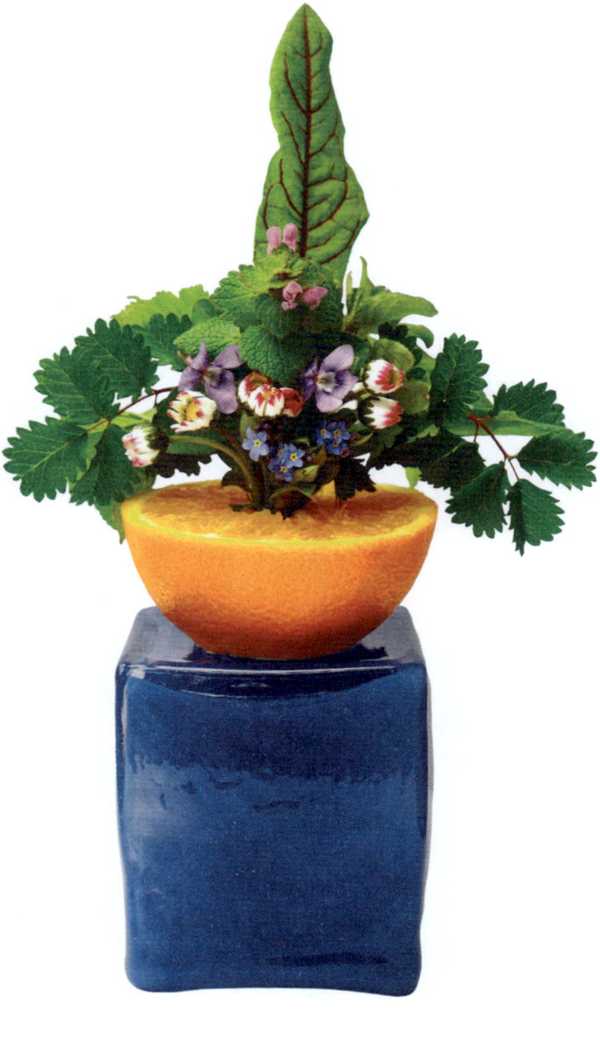

IMMUNSTARK
durch
VITAMIN C

Vitamin C ist lebenswichtig

Während viele Tiere in der Lage sind, Vitamin C selbst zu produzieren, gelingt uns Menschen dies leider nicht. Untersuchungen deuten darauf hin, dass wir vor vielen Generationen sehr wohl diese Fähigkeit gehabt haben. Heute fehlt uns in der Leber das entsprechende Enzym, um Vitamin C bilden zu können. Somit sind wir auf die Vitamin-C-Zufuhr aus pflanzlichen Lebensmitteln angewiesen. Vitamin C ist für viele Stoffwechselprozesse notwendig und wirkt antioxidativ, indem es freie Radikale abfängt. Das wasserlösliche Vitamin unterstützt auf vielen Ebenen das Immunsystem. Unter anderem dient Vitamin C zur Produktion von Antikörpern. Es wirkt antibakteriell, antiviral und antimykotisch. In höheren Konzentrationen wird eine Reduzierung der Thromboseneigung beschrieben. Durch die Beteiligung an der Synthese von Botenstoffen wie Serotonin sorgt es für stabile psychische Funktionen. Vitamin C ist essenziell und wird für das Bindegewebe, die Knochen und Zähne benötigt. Es ist in der Lage, mit der Nahrung zugeführtes Eisen besser zu verwerten, vor allem aus pflanzlichen Lebensmitteln. Durch die Hemmung der Nitrosaminbildung im Körper wirkt Vitamin C krebsvorbeugend. Nitrosamine sind Eiweißverbindungen, die unter anderem durch die Einwirkung von Nitrit aus Pökelsalz während der Konservierung entstehen. Das starke Erhitzen von eiweißhaltigen Lebensmitteln führt genauso zur Bildung von Nitrosaminen. Auch Tabakerzeugnisse stellen weitere Quellen für diese toxischen Substanzen dar. Vitamin C und sekundäre Pflanzenstoffe können die Nitrosaminentstehung behindern.
Erwachsene haben einen Tagesbedarf von rund 100 Milligramm Vitamin C.
Bei Schwangeren, stillenden Müttern, chronisch Kranken und Rauchern ist der Bedarf höher.

Vitamin-C-Mangel wird häufig übersehen

Ein Vitamin-C-Mangel kann durch schlechte Ernährungsgewohnheiten auch in industrialisierten Ländern auftreten. Es kommt dann zu einer Störung der Kollagenbildung und somit des Bindegewebes. Blutgefäße, Knochen und Knorpel werden in ihrem Aufbau beeinträchtigt.

Risikofaktoren für Vitamin-C-Mangel sind

- Fast Food,
- einseitige Diäten ohne Gemüse, Kräuter und Obst,
- langer Krankenhausaufenthalt,
- chronische Krankheiten,
- regelmäßige Medikamenteneinnahme (z.B. Acetylsalicylsäure, Kortison),
- Alkoholismus und
- Rauchen.

All diese Risikofaktoren können zu einem Mangel führen, der nicht selten übersehen wird.

Vitamin-C-Mangel-Symptome

Die Anzeichen eines Vitamin-C-Mangels sind vielfältig. Sie reichen von allgemeinen Krankheitsbeschwerden über psychische Probleme bis hin zu charakteristischen Symptomen wie Muskelschmerzen und Zahnverlust im fortgeschrittenen Stadium.

Erste Vitamin-C-Mangel-Symptome im Überblick:

- Zahnfleischbluten
- kleinere Hauteinblutungen
- Infektanfälligkeit
- Muskelschwäche
- Wundheilungsstörung
- Eisenmangel
- Gelenk- und Muskelschmerzen
- Depressionen

Bei chronischen Erkrankungen und längeren Aufenthalten im Krankenhaus muss ein Vitamin-C-Mangel unbedingt ausgeschlossen werden!

Erfahrungsgemäß liefert die aktuell gängige Krankenhauskost nicht die nötige Vitamin-C-Tagesmenge. Zudem liegt der Vitamin-C-Bedarf im Krankheitsfall sehr häufig deutlich über der empfohlenen Tagesmenge.

Skorbut entsteht bereits nach rund drei Monaten ohne Vitamin-C-Zufuhr

Skorbut ist die schwerste Form des Vitamin-C-Mangels. Fehlt Vitamin C über einen längeren Zeitraum dauerhaft in der Nahrung, kann es bereits nach rund drei Monaten zu Skorbut kommen. Früher kam es häufig bei Seefahrern zu dieser Mangelerkrankung. Sie war sehr gefürchtet, bis man erkannte, dass durch den Verzehr von Citrusfrüchten beziehungsweise von frischem Sauerkraut Skorbut verhindert werden konnte.

Vitamin C wird auch als Ascorbinsäure bezeichnet, die sich von Skorbut ableitet. Auch in der Gegenwart tritt diese Mangelerkrankung, insbesondere in Entwicklungsländern, aufgrund von chronischer Unterernährung immer noch auf. Selbst in Industrieländern werden durch einseitige Ernährung wie Fast Food immer wieder einzelne Fälle gemeldet.

Im Verlauf einer Vitamin-C-Mangel-Erkrankung nehmen die Symptome der Unterversorgung wie anfängliches Zahnfleischbluten und Muskelschmerzen an Intensität immer mehr zu. Wunden heilen nicht. Später treten kleinere bis großflächige Hauteinblutungen, Zahnverlust und massiver Kräfteverfall auf. Durch Herzschwäche kann Skorbut sogar zum Tod führen.

Schon durch die Zufuhr von rund 15 Milligramm Vitamin C am Tag kann die Mangelkrankheit Skorbut verhindert werden.

Vitamin-C-Vorkommen

Vitamin C kommt reichlich in Gemüse, Kräutern und Obst vor. Im Vergleich dazu weist Vollmilch nur einen sehr geringen Vitamin-C-Gehalt von ein bis zwei Milligramm pro 100 Gramm auf. Das wasserlösliche Vitamin C wird bei übermäßiger Aufnahme durch die Nieren wieder ausgeschieden.

Vitamin C ist wärme- und lichtempfindlich. Jede Form der Hitzezufuhr reduziert den Vitamin-C-Gehalt deutlich. Zudem wird es während langer Lagerzeiten abgebaut. Lagern Sie Gemüse, Kräuter und Obst daher kurz, kühl und dunkel.

Am besten füllt man den Vitamin-C-Spiegel über Pflanzen-Rohkost auf. Sehr gut geeignet ist der direkte Verzehr oder eine Weiterverarbeitung in frischen Salaten und Smoothies. Auch kalt gerührte

Marmeladen sind eine Alternative. Im perfekten Zusammenspiel von Vitaminen, Mineral- und Ballaststoffen erreicht man mit der kompletten Frucht das größte Wirkungsspektrum. Aus diesem Grund ist die Saftherstellung durch Auspressen nicht so gut geeignet. Wertvolle Inhaltsstoffe landen unnötig in der Bio-Tonne oder auf dem Kompost.

Gerade für Lebensmittel aus kontrolliert biologischem Anbau gilt: „Das Beste sitzt in der Schale und den äußeren Randschichten."

Die folgenden Beispiele zum Vitamin-C-Gehalt zeigen, wie leicht es ist, den Körper aus frischen pflanzlichen Lebensmitteln mit Vitamin C zu versorgen.

Vitamin-C-Bedarf decken über Kräuter

Kräuter sind sehr Vitamin-C- und mineralstoffreich. Die oft zu Unrecht verachtete Brennnessel ist die Kinderstube der Schmetterlinge und enthält 330 mg Vitamin C in 100 g. Wegen ihres geringeren Nitratgehaltes eignen sich am besten die Triebspitzen im oberen Drittel der Pflanze. Zusätzlich punktet die Brennnessel durch ihren hohen Mineralstoff- und Eiweißgehalt. Der Kalziumgehalt liegt bei 200 mg pro 100 g.

Mittlerer Vitamin-C-Gehalt frischer Kräuter/Wildkräuter in 100 g:

- Gänseblümchen: 85 mg
- Sauerampfer: 115 mg
- Löwenzahn: 120 mg
- Bärlauch: 140 mg
- Petersilie: 150 mg
- Giersch: 200 mg
- Kapuzinerkresse: 300 mg
- Brennnessel: 330 mg

Vitamin-C-Bedarf über Gemüse decken

Gemüse wie Grünkohl und Brokkoli hat mit etwas über 100 mg pro 100 g doppelt so viel Vitamin C wie Zitronen und Orangen ohne Schale. Grünkohl ist eine sehr antioxidantien- und kalziumreiche Gemüsesorte. Außerdem wirkt sich Grünkohl sehr positiv auf den Fettstoffwechsel aus.
Interessant ist, dass gerade norddeutsche Grünkohlsorten wie „Rote Palme“ ein sehr hohes krebsvorbeugendes Potenzial besitzen – sogar noch höher, als es bei Brokkoli beschrieben wird.
Bezüglich des Einsatzes während einer Krebstherapie wird aktuell viel geforscht.
Versuchen Sie unbedingt, Grünkohl und Brokkoli gut gekaut auch als Rohkost zu verzehren. Salate und Smoothies sind ebenfalls gute Zubereitungsformen.

Mittlerer Vitamin-C-Gehalt frischer Gemüsesorten in 100 g:

- Tomaten: 25 mg
- Kohlrabi: 60 mg
- Grünkohl: 110 mg
- Brokkoli: 115 mg
- Paprika: 125 mg

Vitamin-C-Bedarf über Obst decken

Der Muttersaft aus Sanddornbeeren ist mit rund 260 mg Vitamin C pro 100 g ein sehr zu empfehlendes Hausmittel in der Erkältungszeit. Während Äpfel je nach Sorte bis zu 35 mg Vitamin C aufweisen, sind hierzulande Hagebutten mit 1200 mg Spitzenreiter in der Vitamin-C-Versorgung.

Mittlerer Vitamin-C-Gehalt frischer Obstsorten in 100 g:

- Äpfel: 15 mg
- Schwarze Johannisbeeren: 180 mg
- Orangen ohne Schale: 45 mg
- Zitronen ohne Schale: 50 mg
- Erdbeeren: 60 mg
- Kiwis: 70 mg
- Zitronenschale: 125 mg
- Orangenschale: 135 mg
- Sanddornbeeren: 400 mg
- Hagebutten: 1200 mg
- Acerolakirsche: 1800 mg

Tipp:

Sammeln Sie im Herbst wilde Hagebutten. Entfernen Sie nach dem Halbieren die juckenden Samen, spülen Sie anschließend die Hagebuttenhälften kurz ab und frieren Sie sie ein. Somit haben Sie im Winterhalbjahr einen großartigen Vitamin-C-Vorrat. Drei, vier Hälften nach dem Auftauen direkt verzehrt, sind ein wahres „Superfood".

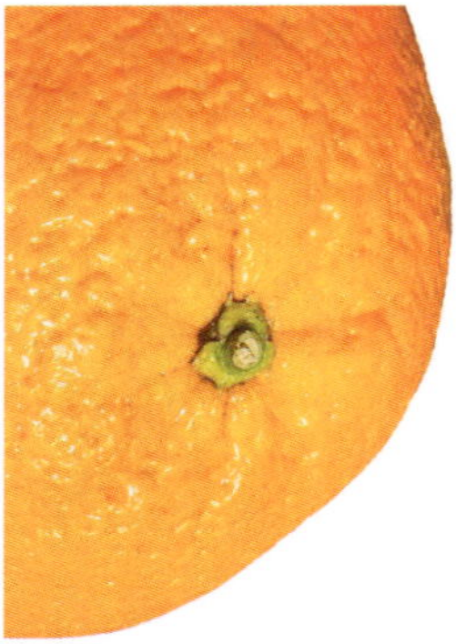
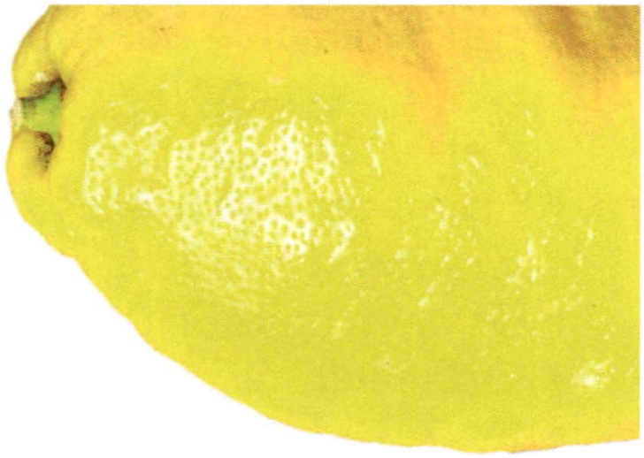
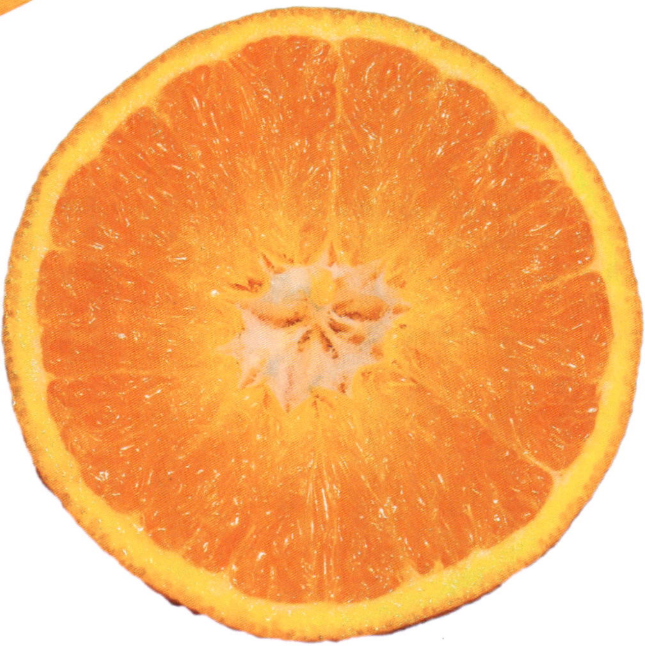
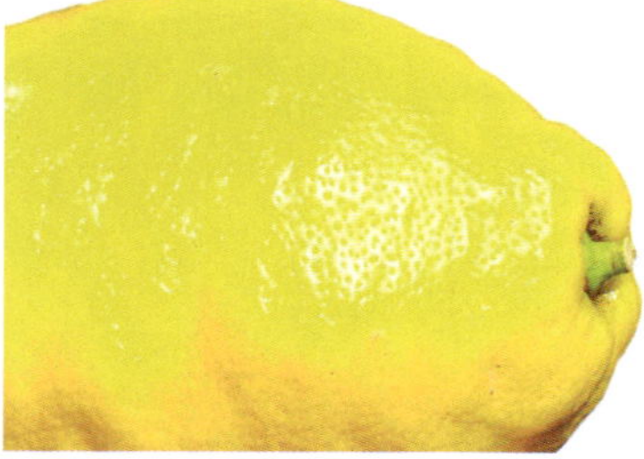
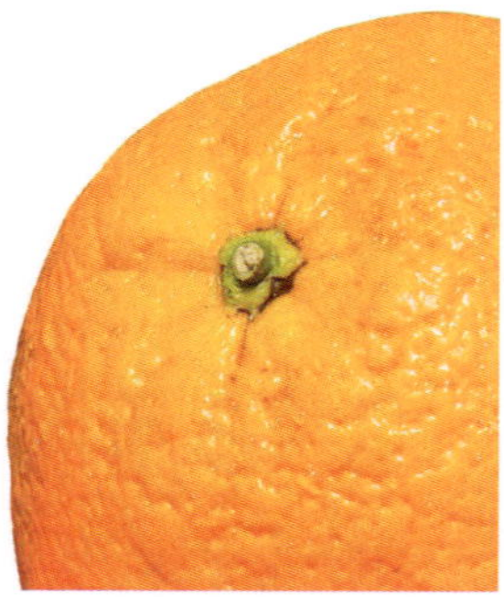

Sonderkapitel für unbehandelte Zitrusschalen

Zitrusfruchtschalen sind besonders wertvoll. Sie haben einen mehr als doppelt so hohen Vitamin-C-Gehalt als der aus ihnen gepresste Saft. Zusätzlich enthalten sie Mineralstoffe wie Kalzium und Kalium. Auch Aminosäuren kommen in den Schalen vor. Der hohe Ballaststoffanteil nährt die Darmflora, ist verdauungsfördernd und unterstützt beim Abnehmen. Ebenfalls sehr wissenswert ist das Vorhandensein eines hohen Flavonoidgehalts der Zitrusschalen. Flavonoide gehören zur Polyphenol-Gruppe.
Je reifer Gemüse- und Obstsorten sind, desto höher ist ihr Polyphenol-Gehalt. Im Gegensatz zu Vitamin C sind Polyphenole hitzeunempfindlich.
Es handelt sich hierbei um sehr wertvolle sekundäre Pflanzenstoffe. Sie schützen vor freien Radikalen. Ihre „Wirk–Palette" ist riesig. Sie reicht von antioxidativ über antiviral bis antientzündlich. Flavonoide wirken der Krebsentstehung entgegen, schützen vor Herz-Kreislauf-Erkrankungen und können das Langzeitgedächtnis verbessern. Es ist sehr empfehlenswert, ab und zu etwas von den rohen Schalen der Zitrusfrüchte mit zu verzehren. Hierzu müssen die Früchte aber unbedingt aus kontrolliert biologischem Anbau stammen. Waschen Sie vor dem Verzehr die Zitrusfrucht warm ab. Anschließend reiben Sie sie mit einem Tuch trocken. Auf diese Weise entfernen Sie die natürliche Wachsschicht.

Die Schalen von Zitrusfrüchten aus konventionellem Anbau sind für den Verzehr auf keinen Fall geeignet!

Aufgrund der dickeren Schale ist es bei konventionell angebauten Früchten erlaubt, größere Mengen an Pflanzenschutzmitteln und künstliche Wachse zu verwenden. Die Pflanzenschutzmittel dringen dabei tief in die Schale ein. Bei Öko-Zitrusfrüchten vom Discounter empfehle ich, die oberste Schalenschicht vor dem Verzehr ganz dünn abzuschälen, zum Beispiel mit einem Sparschäler.
Es gibt sehr viele Möglichkeiten, die Zitrusschalen in der „kalten" Küche zu verwenden. Sehr gut schmeckt ein Möhren-Apfel-Chicorée-Salat mit einer Bio-Orange und etwas von der gut zerkleinerten Schale. Probieren Sie, wie es Ihnen am besten schmeckt.

Vitamin C und Vitamin D3 bei COVID-19

Viele klinische Studien zur Behandlung von schwerkranken COVID-19-Patienten mit hochdosierten Vitamin-C-Infusionen sind durchgeführt worden. Man geht inzwischen davon aus, dass hohe Vitamin-C-Konzentrationen im Blut vor dem gefürchteten Zytokinsturm schützen. Es handelt sich hierbei um eine Überreaktion des Immunsystems. Zytokine sind Eiweiße, die unter anderem Entzündungsreaktionen auslösen. Vitamin C und Vitamin D3 können bei COVID-19 vor Zytokinsturm schützen, der für sehr schwere Organschädigungen verantwortlich ist. Vitamin C ist zudem am Endothel-Wiederaufbau der Blutgefäße beteiligt. Endothel ist eine dünne Schicht auf der Innenseite der Blutgefäße. Zusammen mit den sekundären Pflanzenstoffen, Omega-3-Fettsäuren aus beispielsweise kaltgepresstem Leinöl und ausreichend Bewegung sorgt Vitamin C für ein intaktes Gefäßsystem. Gemeinsam können sie somit vor Blutgerinnseln und Arteriosklerose schützen. Da es sich bei der COVID-19-Erkrankung nicht nur um eine Atemwegsinfektion, sondern auch um eine Gefäßerkrankung handelt, ist es sinnvoll, all diese Erkenntnisse bereits vorbeugend im Alltag zu berücksichtigen.
Oral können effektiv nur rund 300 mg Vitamin C über die Mundschleimhaut und den Darm resorbiert werden. Um höhere Blutspiegel zu erreichen, ist es wichtig, die orale Vitamin-C-Zufuhr über den Tag zu verteilen, am besten auf dreimal täglich.

Hochdosierte Vitamin-C-Infusionen stellen eine ergänzende Therapieoption dar.
Durch die Umgehung der Vitamin-C-Resorption über den Verdauungstrakt können hochdosierte Vitamin-C-Infusionen viel höhere Vitamin-C-Blutspiegel erreichen. Größere Mengen an Vitamin C gelangen somit direkt zu den Körperzellen und aktivieren die Selbstheilungskräfte.

Vitamin C und Vitamin D3 tragen zu einer normalen Funktion des Immunsystems bei.
Mittlerweile zeigen viele Studien deutliche Hinweise auf eine Verkürzung der Intensivpflichtigkeit und Reduktion der Sterblichkeit sowie eine schnellere Viruselimination.

Vitamin C und Vitamin D3 bei Long-COVID

Viele COVID-19-Patienten leiden auch noch Wochen nach ihrer Erkrankung unter Fatigue, einem Erschöpfungszustand von Körper und Geist, der durch Ausruhen und reichlich Schlaf nicht zu beheben ist. Mit Erfolg kommen zunehmend hochdosierte Vitamin-C-Infusionen bei Long-COVID zum Einsatz.
Hierbei werden zum Beispiel ein- bis zweimal wöchentlich 7,5 Gramm verabreicht. Nach ungefähr zehn Hochdosis-Vitamin-C-Infusionen kommt es häufig zur deutlichen Reduktion der Fatigue-Symptomatik.

Ein schwerer Vitamin-D3-Mangel führt zu denselben Erschöpfungserscheinungen. Aus diesem Grund ist ein wirklich optimaler Vitamin-D3-Spiegel von mindestens 40 Nanogramm pro Milliliter ebenfalls wichtig.

Keine zusätzlichen Vitamin-C-Präparate während der Krebstherapie

Aktuelle Studien weisen darauf hin, dass zusätzlich eingenommene Vitamin-C-Präparate während einer Krebstherapie auch antioxidativ für die Krebszellen wirken. Im Rahmen einer Chemo- oder Strahlentherapie schützen sich die Tumorzellen mit Vitamin C genauso wie gesunde Körperzellen. In dieser Zeit ist die Zufuhr über frische pflanzliche Lebensmittel ausreichend. Anders sieht es bei einer sehr hochdosierten Vitamin-C-Therapie über Infusionen aus. Hierzu werden derzeit Studien durchgeführt. Denn in sehr hohen Konzentrationen zerstört Vitamin C die Tumorzellen.

Während der klassischen Krebstherapie sind Bewegung und Meditationstechniken um ein Vielfaches effektiver. Durch den weitgehenden Verzicht auf Milchprodukte, Süßigkeiten und Nitritpökelsalz sowie ein vernünftiges Maß an tierischem Eiweiß profitiert der Körper deutlich mehr.

Unterstützung durch Intervallfasten

Nahrungspause – ein kostenloser Treibstoff für Zellreparaturen

Besonders wirksam ist die angestrebte Autophagie im Rahmen des Intervallfastens.
Es gibt Hinweise darauf, dass bei Frauen die körpereigene Zellreparatur bereits nach zwölf Stunden einsetzt. Um von der eigenen Zellreinigung gut zu profitieren, sollten 16 Stunden Nahrungspause angestrebt werden. Gerade bei Krebspatienten gilt es aber, einen zu starken Gewichtsverlust zu vermeiden. Deshalb sollte diese Therapieform unbedingt mit dem behandelnden Onkologen besprochen werden.

Autophagie näher erklärt

Autophagie bedeutet: Der Körper reinigt sich selbst. Diese Form der Selbstreinigung ist ein ganz natürlicher Prozess. Defekte Zellen werden abgebaut und Krankheitserreger beseitigt. Nach zwölf bis 14 Stunden Nahrungspause findet im Körper eine beschleunigte Zellreinigung statt.

Der stärkste Aktivator für die Selbstreinigung der Zellen ist das Intervallfasten. Am besten startet man mit dem Nahrungsverzicht mindestens sechs Stunden vor dem Schlafengehen. Denn je voller der Magen am Abend, desto schlechter ist die Schlafqualität. Versuchen Sie, eine Nahrungspause von mindestens 16 Stunden zu erzielen. Sobald dem Körper Nährstoffe zugeführt werden, wird die Autophagie sofort gestoppt.

Bereits kleinste Mengen von Milch und Zitronensaft, aber auch Zuckeraustausch- oder Süßstoffe führen unmittelbar zur Unterbrechung des Selbstreinigungsprozesses.

Eine zusätzliche Aktivierung der Autophagie ist möglich durch

- eine Kombination aus Ausdauer- und Kraftsport,
- grünen Tee und
- einen optimalen Vitamin-D-Spiegel.

Nutzen Sie diese Form der Zellreparatur so oft wie möglich. Sie ist kostenlos und gleichzeitig sehr, sehr effektiv.

Bitte notieren Sie hier Ihre eigene(n) Affirmation(en):

Überprüfen Sie noch einmal, ob Ihre Affirmation für Sie wirklich passt und Sie sich mit ihr ohne innere Widerstände und Konflikte wohlfühlen.

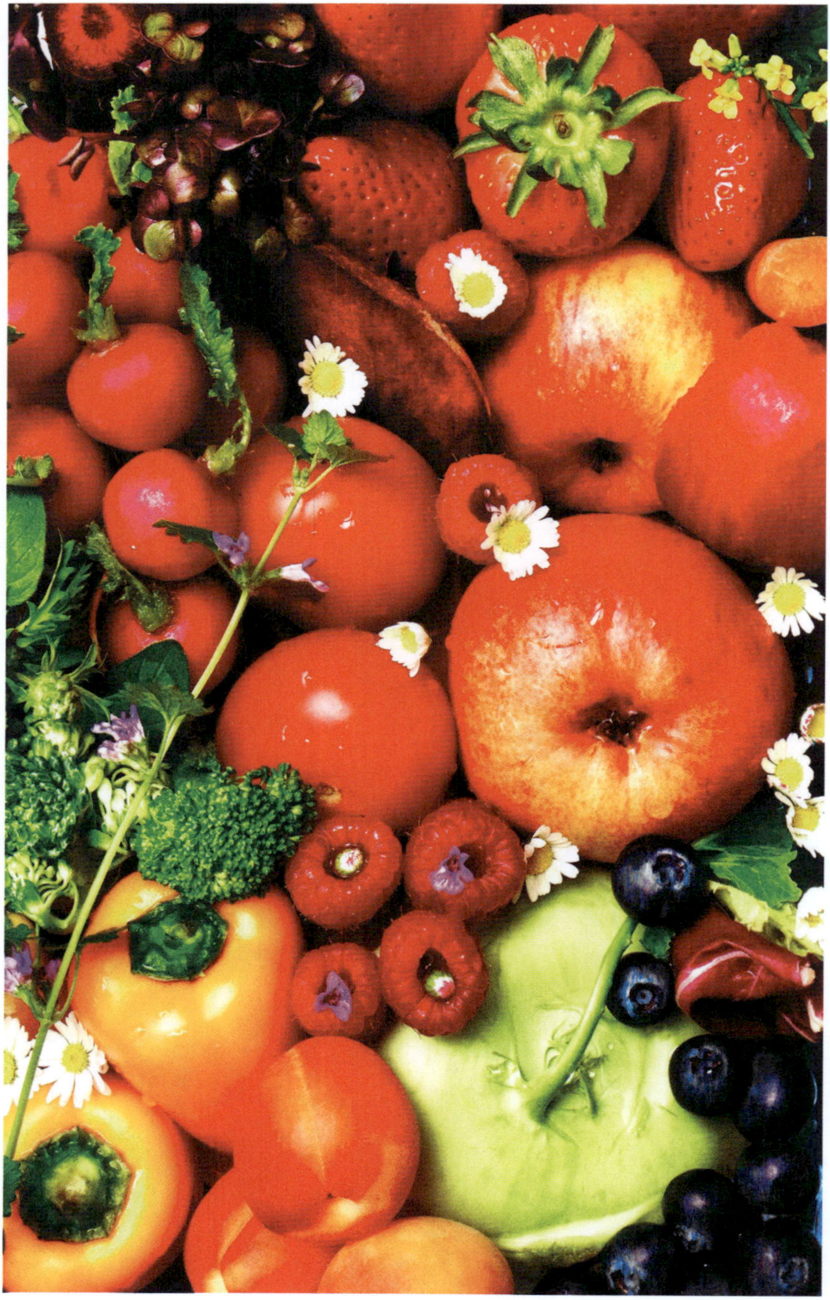

IMMUNSTARK durch GESUNDE DARMFLORA

Mikroorganismen – das besondere Zusammenspiel

Unser Immunsystem übt den Umgang mit Mikroorganismen von Geburt an. Mehrere Billionen dieser Kleinstlebewesen existieren auf und in unserem Körper. Je nach Körpergewicht kann es sich dabei um rund zwei Kilogramm Mikroorganismen handeln! Dabei besiedeln überwiegend Bakterien unsere Haut und Schleimhäute. Normalerweise besteht ein Gleichgewicht zwischen „Gut" und „Böse". Gerät es aber aus der Balance, können wir erkranken.

Übertriebene Hygienemaßnahmen schaden unserem Körper.

Kleine Kinder müssen unbedingt ihr Immunsystem trainieren. Das gelingt nicht in einer keimfreien Umgebung. Der Gebrauch von Desinfektionsmitteln wird im Wohnbereich üblicherweise nicht empfohlen. Gerade im eigenen Haushalt genügt auch die Händereinigung mit Wasser und etwas Seife, wenn alle gesund sind. Selbst das umhüllte Coronavirus lässt sich dadurch leicht entfernen. Da dessen Übertragung zum größten Teil über die Atemwege stattfindet, ist regelmäßiges Stoßlüften sehr wirkungsvoll. Tröpfchen und Schwebeteilchen in der Luft können mit dieser Maßnahme deutlich reduziert werden.

Wenn die Artenvielfalt im Darm schwindet

Ob nun direkt Krankheitserreger die Darmflora massiv schädigen oder bereits vor einer akuten Erkrankung durch therapeutische oder diagnostische Eingriffe das Verhältnis zwischen „guten" und „bösen" Bakterien im Darm gestört worden ist – eines ist sicher:

Unser Darm spielt eine entscheidende Rolle bei einem intakten oder nicht intakten Immunsystem.

Eine Risiko-Nutzen-Abwägung für antibiotische Behandlungen muss daher sorgfältig erfolgen und reiflich überlegt sein. Denn während einer antibiotischen Therapie kommt es immer zu einer Störung der Darmflora bis hin zur Auslöschung ganzer Bakterienstämme. Arzneimittelrückstände werden über die Niere ausgeschieden und gelangen in den Wasserkreislauf. Die Artenvielfalt schwindet somit im Darm wie im Ökosystem.

Das Mikrobiom

Mikrobiom ist die Bezeichnung für alle Mikroorganismen, die Menschen, aber auch Tiere und Pflanzen besiedeln. Hierzu zählen beispielsweise Bakterien, Viren und Pilze. Sie beeinflussen ihren Wirt grundlegend. Dies hat unter anderem Auswirkungen auf das Immunsystem, das Hormonsystem und den Stoffwechsel.
Jeder Mensch besitzt ein einzigartiges Mikrobiom. Die Bakterien haben hierbei die Mehrheit. Sie produzieren kurzkettige Fettsäuren. Diese sind für die Aktivierung der sogenannten regulatorischen T-Zellen unseres Immunsystems von großer Bedeutung. Es ist wichtig zu wissen, dass diese Lymphozyten-Art das Risiko für die Entstehung von Allergien und Autoimmunkrankheiten reduziert. Zudem verhindern sie auch die Abstoßung des Fötus im Mutterleib. Ferner hemmen die T-Zellen Entzündungsreaktionen gegen unsere Darmbakterien und somit die Entstehung chronisch entzündlicher Darmerkrankungen.

Liebe Leserinnen und Leser, liebe Lesende,

Sie sehen die Komplexität und Wichtigkeit immer für ein gesundes Gleichgewicht zwischen „guten" und „bösen" Mikroorganismen zu sorgen.

Antibiotika vernichten fast alle Bakterien im Körper, auch die Nützlichen

Selbst heute finden antibiotische Therapien immer noch leichtfertig statt. Nicht selten sind sie unnötig. Stress und die moderne Ernährungsweise leisten ebenfalls keinen Beitrag zur Erholung des Mikrobioms. Industriell verarbeitete Lebensmittel, der Mangel an Ballaststoffen, Enzymen und Fermenten bringen das Fass schließlich zum Überlaufen. Das Verhältnis zwischen „guten" und „bösen" Darmbakterien ist dann ungünstig verschoben. Oft dauert es viele Wochen, bis sich die Bakterienflora wieder normalisiert. Manche Spezies kann sogar für immer verschwinden.

Unser so einzigartiges Mikrobiom
sollte immer gehegt und gepflegt werden
–
im Darm, auf der Haut,
auf den Schleimhäuten, im gesamten Körper.

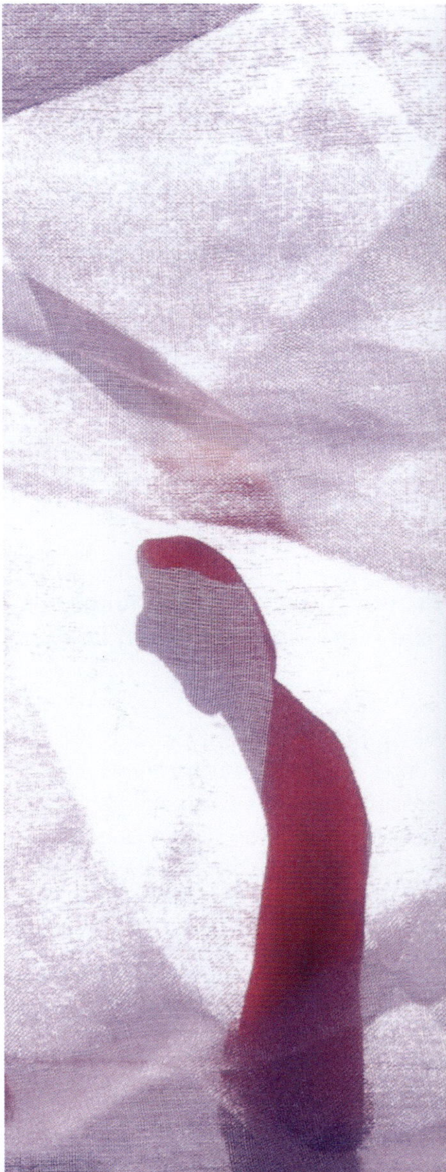

ES GIBT EINE LÖSUNG

Das Mikrobiom stellt eine wichtige Säule für unsere Gesundheit dar. Sowohl nach einer Antibiotikabehandlung als auch nach einer großen Darmspiegelung kann eine hochdosierte Sanierung der Darmflora mit Probiotika-Präparaten unter ärztlicher Begleitung notwendig sein.

Antibiotikaresistenzen sind auf dem Vormarsch

Langsam aber stetig gehen uns wirksame antimikrobielle Mittel zur Bekämpfung von Infektionskrankheiten aus, und zwar weltweit. Die Zahl der Antibiotikaresistenzen ist bereits sehr hoch und nimmt immer weiter zu. Erhebungen zeigen, dass Antibiotika auch während der Corona-Pandemie immer wieder unangemessen eingesetzt worden sind. Die Weltgesundheitsorganisation (WHO) ist über diesen Trend sehr besorgt.

„Nie zuvor war die Bedrohung durch Antibiotikaresistenzen unmittelbarer und die Notwendigkeit von Lösungen dringender."

Das ist eine Aussage der WHO. Selbst neu entwickelte Antibiotika sind viel zu wenig an die wichtigsten multiresistenten Bakterien angepasst. Mehr als ein Viertel der verschriebenen Antibiotika wird unnötig oder viel zu lang verordnet und viel zu häufig ohne vorheriges Antibiogramm. Ein Antibiogramm zeigt, auf welche Antibiotika die Krankheitserreger sensibel reagieren oder worauf sie resistent sind.

Antibiotika mit breitem Wirkungsspektrum erhöhen das Risiko für entzündliche Darmerkrankungen

Je häufiger Antibiotika eingenommen werden und je größer dabei der Anteil an Breitbandantibiotika, desto größer ist das Risiko an Colitis ulcerosa beziehungsweise Morbus Crohn zu erkranken. Nicht selten verordnen Kinderärzte Antibiotika, weil die Eltern der kleinen Patienten sie dazu drängen.

Es muss also unbedingt auf beiden Seiten umgedacht werden.

Antibiotikaeinsatz in der Massentierhaltung ist nach wie vor Standard

Dadurch mutieren die Bakterien immer weiter, sodass ihnen selbst der Einsatz von Reserveantibiotika in der Akutmedizin beim Menschen nichts mehr anhaben kann. Forellen, Lachse und Geflügel sind nur einige Beispiele für Aufzuchten in konventioneller Massentierhaltung. Testkäufe von Geflügel aus Massentierhaltung bei europäischen Discountern, auch in Deutschland, wiesen im Durchschnitt auf jedem zweiten Hähnchen resistente Bakterienstämme nach. Selbst der Krankenhauskeim MRSA war vertreten.

Dieses Ergebnis ist für uns Mediziner absolut schockierend.

Jedes Jahr sterben Tausende Menschen an resistenten Keimen, weil Antibiotika nicht mehr wirken.
Bei schweren Infektionen sind wir in der Klinik oft auf Reserveantibiotika angewiesen. Nur: Wenn die auch nicht mehr greifen, haben wir ein Problem.

Die weltweite Agrarwirtschaft muss unbedingt reformiert werden, die Transparenz für den Verbraucher ebenso.

Viele Landwirte stehen mit dem Rücken zur Wand

Einerseits werden immer mehr landwirtschaftliche Betriebe aufgegeben, andererseits wird immer mehr produziert. Es kommt zur Überproduktion mit fallenden Preisen.
Hochleistungskühe, Medikamente, Herbizide, Insektizide, Fungizide und Spezialzüchtungen gefährden Mensch, Tier und Klima. Der extensive Einsatz von Pestiziden führt insbesondere unter Landwirten zu einer weltweiten Häufung der Krankheit Parkinson. Ein niederländischer Mediziner sprach kürzlich sehr besorgniserregend bereits von einer Parkinson-Pandemie! In Frankreich ist diese Erkrankung bei Landwirten mittlerweile sogar als Berufskrankheit anerkannt.
Solange es keine eindeutige Regelung im Bereich der konventionellen Tierhaltung gibt, können wir nur im Rahmen unseres Konsumverhaltens gegensteuern. Denn billiges Fleisch, das bedenkenlos verzehrt werden kann, gibt es nicht.

In Bezug auf den Fleisch-, Fisch- und Milchproduktkonsum gilt:

Weniger ist mehr.

Durch den Verzehr von Lebensmitteln aus ökologischer und fairer Landwirtschaft leisten wir einen wichtigen Beitrag für unsere Gesundheit und die der Produzenten. Gleichzeitig schützen wir das sensible und schwer geschädigte Ökosystem.

Wiederaufbau und Erhaltung der Darmflora

Eine effektive Darmsanierung erreichen Sie nur auf zwei Ebenen gleichzeitig:

1. Dauerhaft gesunde Nahrung für unsere Darmflora

Es ist wichtig, die „guten" Bakterien unseres Mikrobioms im Darm optimal zu versorgen. Das erreichen Sie durch die regelmäßige Aufnahme ballaststoffreicher Lebensmittel mit großem Frischkostanteil. In diesem Zusammenhang spricht man von Präbiotika. Bei ballaststoffreicher Ernährung sind viele „gute" Bifido-Bakterien in der Darmflora nachweisbar.
Bei Menschen, die häufig Fleisch essen, finden sich größere Mengen an ungünstigen Fäulnis-Bakterien. Gleichzeitig wirkt sich eine Reduktion von tierischen Produkten sehr positiv aus. Wenn Sie es dann auch noch schaffen, den Konsum von Süßigkeiten zu reduzieren, ist das eine hervorragende Grundlage, auf der gesunde Darmbakterien gedeihen können.

2. Regelmäßiger Nachschub von „guten" Darmbakterien

Zum anderen ist es notwendig, regelmäßig über die Nahrung lebende Mikroorganismen zuzuführen. Das gelingt über fermentierte Lebensmittel. Sie sollten so oft wie möglich auf dem Speiseplan stehen.
Nach schweren Infektionen mit Bakterien, Viren oder Pilzen sowie nach therapeutischen und diagnostischen Eingriffen kann es notwendig sein, gezielt mit Probiotika-Präparaten zu arbeiten.

Präbiotika

Präbiotika sind die Ballaststoffe unserer Lebensmittel. Sie werden nicht verdaut und gelangen bis in den Dickdarm. Auf keinen Fall sind sie unnötiger Ballast. Diese Nahrungsbestandteile dienen dabei der Aktivität und dem Wachstum unserer gesunden Darmbakterien. Pflanzenfasern stellen für sie wichtige Energielieferanten dar. Hierzu zählen zum Beispiel Inulin und Oligofruktose.

Besonders gute pflanzliche Lieferanten sind

- Chicorée,
- Spargel,
- Zwiebeln,
- Knoblauch,
- Porree,
- Bananen,
- Erbsen,
- Pastinaken,
- Schwarzwurzeln,
- Artischocken und
- Topinambur.

Auch Kakao sorgt für eine gesunde Darmflora. Die darin enthaltenen Polyphenole und Ballaststoffe ernähren im Dickdarm die „guten" Mikroben. Gelegentlich ein Stück dunkle Schokolade (mindestens 70 % Kakao) oder eine rohe Kakaobohne nach dem Mittagessen kann ich sehr empfehlen.

Zudem gibt es viele weitere ballaststoffreiche Lebensmittel, zum Beispiel Getreidemehle aus dem gesamten Korn. Für alle gilt gleichermaßen:
Präbiotika können nur optimal wirken, wenn sie täglich und in ausreichender Menge verzehrt werden.

Probiotika

Bei Probiotika handelt es sich um lebende Mikroorganismen. In angemessenen Mengen beeinflussen sie positiv die Darmflora. Die natürliche Zufuhr erfolgt über fermentierte Lebensmittel. Am besten sollten sie wie Präbiotika täglich verzehrt werden.

Beispiele für probiotische Lebensmittel sind

- Naturjoghurt (auch vegan mittlerweile in großer Auswahl),
- Fermentiertes Gemüse, wie Sauerkraut, Salzgurken und Kimchi,
- Apfelessig,
- Tempeh,
- Miso,
- Kefir sowie
- verschiedene Käsesorten wie Gouda, Mozzarella und Parmesan.

All diese Lebensmittel sind reich an Milchsäure-Bakterien. Sie stärken nachweislich die Abwehrkräfte. Außerdem sind Milchsäure-Bakterien in der Lage, Krankheitserreger im Darm zu bekämpfen, indem sie ihnen die Nahrungsgrundlage entziehen.

Es ist wichtig, diese Lebensmittel vor dem Verzehr nicht zu erhitzen. Zu kalte Temperaturen verringern ferner den Gehalt der wertvollen probiotischen Kulturen.

Fermentation

Bei der Fermentation werden mithilfe von Bakterien, Enzymen und/oder Pilzen organische Stoffe umgewandelt. Sie dient der Haltbarmachung, und zwar schon seit Tausenden von Jahren. Gerade die Fermentation von Gemüse, Kräutern, Gewürzen und Früchten beruht

auf einer langen Tradition. Sie macht das Erntegut haltbar, ohne es zu zerstören. Gleichzeitig gewinnt das Produkt dadurch Geschmack und Vitamine.
Weil sich die zur Fermentation nötigen Mikroorganismen häufig bereits auf der Lebensmitteloberfläche befinden, müssen sie nicht als Starterkultur dazu gegeben werden. Fermentierte Lebensmittel kommen zudem ganz ohne Konservierungsstoffe aus. Im Gegensatz zum Einfrieren oder Einkochen bedarf die Haltbarmachung nicht einmal einer Energieeinwirkung. Gute Beispiele sind hierfür die Herstellung von Sauerkraut, Kimchi und Sauerteig.
Die Zugabe von Wildkräutern wie Gänseblümchen und Löwenzahn liefert zusätzliche Vitamine und Mineralstoffe zur Gemüsefermentation. Sie stammen nicht aus dem Gewächshaus und sind durchs Wachsen im Sonnenlicht besonders wertvoll.

Ernährung und Gesundheit

Eine vielfältige und ausgewogene Ernährung hat einen sehr positiven Effekt auf unsere Gesundheit. Dazu gehören präbiotische und fermentierte Lebensmittel. Sie enthalten Ballast- und Mineralstoffe, Enzyme, Spurenelemente und sind reich an Vitaminen. Zudem sorgen Fermentationsprozesse für ein kulinarisches Geschmackserlebnis.
Je länger die Lagerdauer von Gemüse und Obst ist, desto geringer ist ihr Vitamin-C-Anteil. Das Erhitzen lässt den Gehalt weiter sinken. Allein das saure Milieu der Fermentation stoppt diesen Abbauprozess von Vitamin C. Somit enthält frisches Sauerkraut viel mehr Vitamin C als ein sehr lange gelagerter Weißkohl.

In diesem Zusammenhang ist es wichtig zu wissen:
Milchsäure-Bakterien siedeln sich nicht dauerhaft im Darm an. Um von ihnen zu profitieren, müssen sie regelmäßig und unerhitzt auf dem Speiseplan stehen.

Es macht Freude, traditionelles Wissen aufzufrischen und anzuwenden. Zudem ist die Umsetzung kostengünstig und umweltschonend. Mittlerweile gibt es hierfür ein reichliches Literaturangebot. Auch sind bereits viele gute Dokumentarsendungen und Videos dazu veröffentlicht worden.

Erfolg der Mikrobiom-Therapie steigern

Die Erfolgsaussichten einer gezielten Mikrobiom-Therapie werden erheblich gesteigert, wenn im Rahmen einer Ernährungsumstellung täglich Mikro- und Makronährstoffe, Präbiotika und Probiotika in der Nahrung enthalten sind. Auch mit regionalen Produkten ist dies sehr leicht möglich, solange sie nicht raffiniert, durch sonstige Verarbeitungsmethoden zerstört oder durch lebensmittelchemische Beigaben belastet sind.

Versuchen Sie, Ihre Lebensmittel so häufig wie möglich aus kontrolliert biologischem Anbau zu beziehen, bis diese Produktionsmethoden noch nicht selbstverständlich sind. Notwendig sind sie schon lange!
Mit Blick auf den Hunger der Weltbevölkerung, stellt die konsequente ökologische Produktion noch eine große Herausforderung dar. Aber auch in diesem Bereich wird bereits vieles gesehen und versucht zu verbessern.

Stressreduzierende Maßnahmen wie

- eine gute Tagesstruktur mit ausreichend Schlaf,
- der bewusste Umgang mit dem Handy (häufiger im Flugmodus oder ausgeschaltet) sowie
- Entspannungstechniken und Bewegung

sind genauso wichtig.

Medizinische Fachinformationen – Gesunde Darmflora im Anhang

Bei bestimmten Erkrankungen kann es notwendig sein, Probiotika-Präparate einzunehmen. Aufgrund der oft unterschätzten Nebenwirkungen durch falsche Dosierung, sollte diese Therapie nur in ärztlicher Absprache erfolgen.
Wenn Sie zum Thema Probiotika-Therapie mehr erfahren möchten, finden Sie im Anhang unter „Medizinische Fachinformationen – Gesunde Darmflora" nähere Erklärungen zu folgenden Themen:

- Anwendung von Probiotika-Präparaten
- Potenzial der Stuhltransplantation

Bitte notieren Sie hier Ihre eigene(n) Affirmation(en):
Überprüfen Sie noch einmal, ob Ihre Affirmation für Sie wirklich passt und Sie sich mit ihr ohne innere Widerstände und Konflikte wohlfühlen.

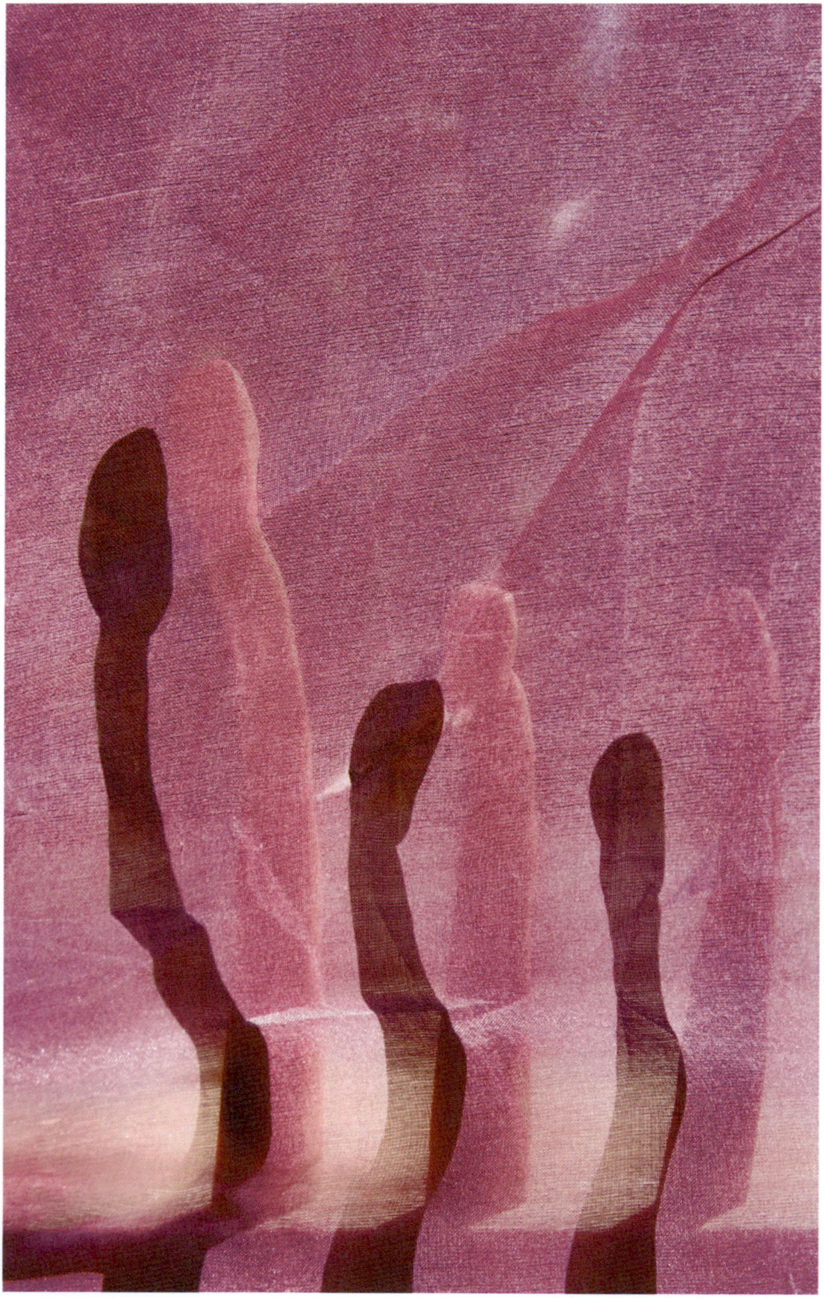

Hinter den Kulissen

Menschen am Rande

Dieses Kapitel ist den Menschen gewidmet, die dieses Buch bedauerlicherweise niemals in ihren Händen halten können:

Menschen, die Texte, selbst wenn sie in ihre Landessprache übersetzt wären, nicht lesen können, Menschen, die sich Nahrungsergänzungsmittel nicht leisten können.

Ich widme dieses Kapitel den Menschen, die am Rand stehen, am Rand von Wohlstand, am Rand von gesundheitspolitischer Absicherung, Menschen jenseits des hohen sozialen Lebensstandards. Menschen, die uns zuarbeiten ohne Arbeitsverträge, ohne existenzsichernde Mindestlöhne, Menschen, die versuchen, an wässrigen Rinnsalen zu überleben, deren Ufer von Müll gesäumt sind.

Entwurzelung aus sozialen Strukturen und unausgeglichenes Bevölkerungswachstum in sehr armen Ländern sind Ursache und Resultat zugleich – eine bedrückende globale Abwärtsspirale! Die Kluft zwischen Arm und Reich wird immer größer. Es ist daher eine zentrale Aufgabe, die Armut in der ganzen Welt zu vermindern.
Werden soziale Ungleichheiten und damit Armut mit all ihren traurigen Gesichtern effektiv bekämpft, können globale Probleme wie Umweltzerstörung, Unruhen und Kriege sowie letztendlich die Gefährdung des Weltfriedens gemeistert werden. Hier ist die Regierung jedes einzelnen Landes gefordert, um politisch vernünftig und unbürokratisch nach innen und außen zu lenken. Mit einer verantwortungsvollen Innen- und Außenpolitik können letztendlich alle mit einer gleichen Chance auf Bildung, Ausbildung und Gesundheit erreicht werden.
Nationale und internationale Reformen mit vernünftigen Bildungs- und Ausbildungsangeboten, gerechter Gesundheitsversorgung und Reformen zur Unterstützung der persönlichen Anstrengungen armer Menschen, in Eigenverantwortung für sich selbst sorgen zu können, sind dringend notwendig.

Trotz des globalen Informationsflusses erfahren wir häufig nur von einem Teil der Geschehnisse. Im Schatten des materiellen Reichtums stehen oft Menschen mit Mangelernährung und Folgeschäden durch Umweltgifte; sie leben in Entwicklungsländern, aber auch direkt vor unserer eigenen Haustür.

Menschen

Verborgen, verschwunden, verloren gegangen
Hinter bunten Verpackungen
Fliegenden Luftballons
Glänzenden Münzen aus Gold und Silber

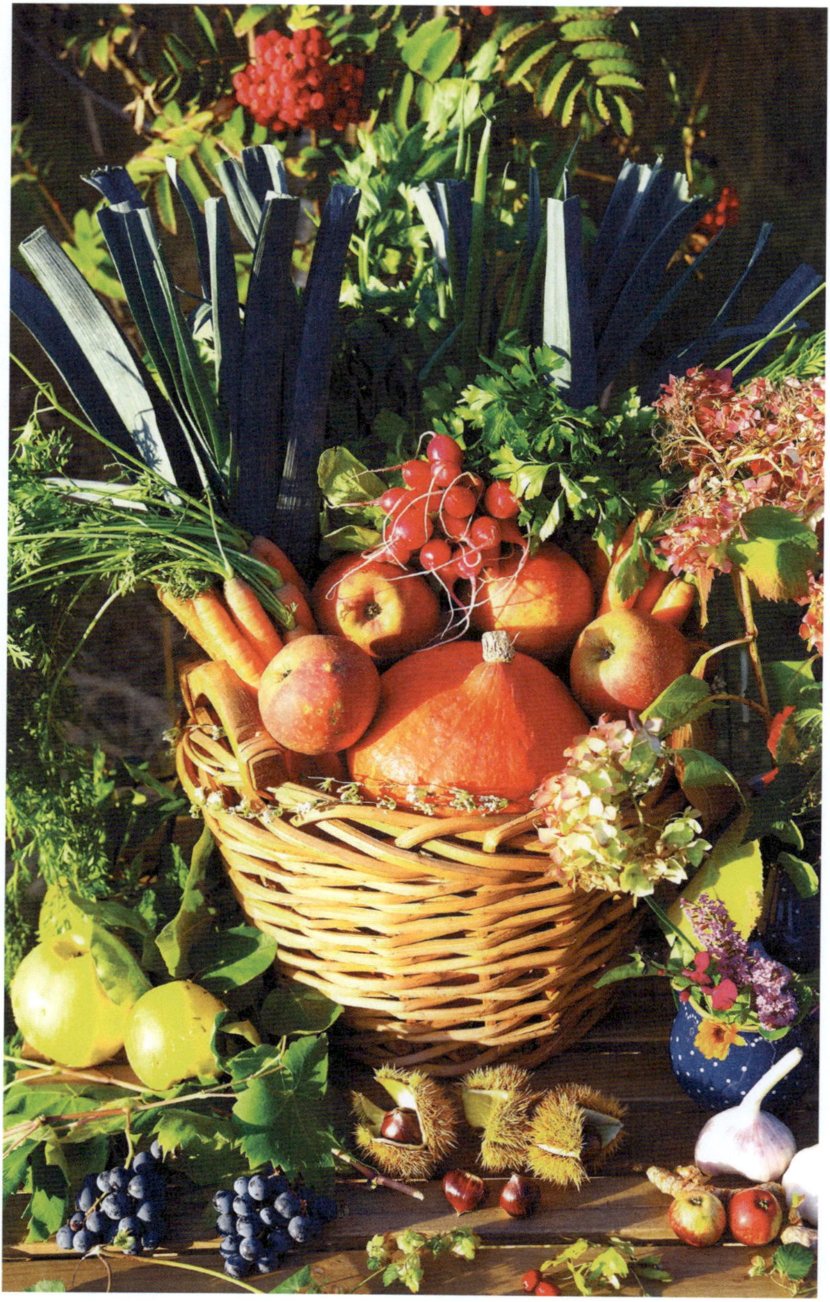

IMMUNSTARK durch ein GESUNDES und LECKERES MENÜ

Das Menü „Immunstark"

Vorspeise: Rohkost – frisch und lebendig

Für vier Personen benötigen Sie folgende Zutaten:

- 4 kleine Möhren
- 4 Radieschen
- 12 Datteltomaten
- 8 kleine Brokkoliröschen
- 6-8 kleine Stiele Petersilie
- 2 große Äpfel
- 8 Walnusshälften

Sie können die Zutatenliste beliebig erweitern und anpassen, alles möglichst in Bioqualität. Probieren Sie aus, was Ihnen am besten schmeckt. Das Verhältnis zwischen Gemüse, Kräutern, Obst und Nüssen sollte nur ungefähr erhalten bleiben. Diese Vorspeise versorgt Sie mit Vitaminen, Mineral- und Ballaststoffen sowie Enzymen. Die wertvollen Enzyme machen Leben erst möglich. Denn ohne diese Eiweißmoleküle könnten Vitamine und Mineralstoffe gar nicht optimal im Körper wirken. Um von ihnen maximal zu profitieren, ist es jedoch wichtig, Rohkost immer sehr gut gekaut vor der warmen Hauptmahlzeit zu verzehren. Auf diese Weise stehen sie unserem Körper für Stoffwechsel und Verdauung optimal zur Verfügung. Beachten Sie, dass Enzyme sehr hitzeempfindlich sind und bereits ab 48 °C zerstört werden. Deshalb ist es so wichtig, täglich frische, lebendige Nahrung zu sich zu nehmen.

Zubereitung:

Putzen und waschen Sie das Gemüse, die Kräuter und das Obst gründlich. Genießen Sie die Rohkost dann pur oder als Smoothie. Für den Smoothie, geben Sie bitte noch circa 500 ml stilles Wasser hinzu. Ebenso bietet es sich an, die Zutaten als Salat weiterzuverarbeiten. Dazu schmecken Sie das Ganze mit Apfelessig, Öl, Pfeffer und Salz, eventuell auch mit etwas Zwiebeln oder Knoblauch, ab.

Nehmen Sie sich bitte viel Zeit beim Verzehr. Kauen Sie alles sehr gründlich. Und vor allem: Genießen Sie diese wunderbaren Früchte unserer Natur!

Hauptspeise: „Goldene" Suppe mit Grün

Zubereitungszeit: 30 Minuten
Garzeit: 20 Minuten

Für vier Personen benötigen Sie folgende Zutaten:

- 1 Hokkaido-Kürbis (ca. 600 g)
- 2 Kartoffeln
- 2 Möhren
- 150 g Grünkohl oder Brokkoli
- 2 kleine Zwiebeln
- 2 Knoblauchzehen
- 4 Esslöffel Bratöl
- 750 ml heißes Wasser
- 1 Stück Ingwer (2-3 cm lang)
- 1 Stück Kurkuma (2-3 cm lang)
- ½ Teelöffel Zimtpulver
- 1 gestrichener Teelöffel Salz
- 1–2 Esslöffel grüne Kürbiskerne
- 1 Prise Pfeffer aus der Mühle, frisch gemahlen
- 1 Prise Muskatnuss, frisch gerieben
- 8 Esslöffel Olivenöl
- 200 g ungesüßte Joghurt-Alternative (Kokos, Hafer, Mandel oder Soja)
- 3–4 Stiele Petersilie zum Garnieren

Tipp: Außerhalb der Kürbissaison können Sie den frischen Kürbis durch weitere Möhren und Kartoffeln ersetzen oder tiefgekühlten Kürbis verwenden.

Utensilien:

- Suppentopf
- Pürierstab
- Muskatreibe

Die Gewürzauswahl beruht auf der der goldenen Milch, einem traditionellem Heilgetränk aus der ayurvedischen Küche. Sie prägt auch den Namen der „goldenen" Suppe. Die Gewürze sind normalerweise gut verträglich und haben eine heilende Wirkung auf Ihren Körper.

Am besten verwenden Sie Ingwer und Kurkuma als frische Knollen. Denn im getrockneten Pulver verflüchtigen sich bei langer Lagerung häufig die wertvollen Inhaltsstoffe.

Kurkuma wirkt antientzündlich, antioxidativ und stärkt das Immunsystem. Die Knolle ist reich an Kalzium und Eisen. Pfeffer verstärkt die Bioverfügbarkeit für den Körper. Bei Entzündungen des Magen-Darm-Traktes dosieren Sie Kurkuma allerdings bitte vorsichtig.

Die Muskatnuss weist unter anderem entzündungshemmende, verdauungsfördernde und stimmungsaufhellende Effekte auf. Um den vollen Geschmack und die gesundheitsfördernden Wirkungen zu erzielen, muss die Muskatnuss frisch gerieben werden. Sie wird dabei immer nur sehr sparsam verwendet.

Frisch gemahlener Pfeffer und geriebener Muskat sollten nicht mitgekocht werden. Denn den größten Effekt auf Ihre Gesundheit und den Geschmack erzielen sie, in dem Sie sie erst auf dem Teller hinzufügen. Dasselbe gilt für kaltgepresstes Öl und frische Kräuter.

Ingwer ist eine natürliche Heilpflanze. Sie stärkt unser Immunsystem, hilft bei Übelkeit und Schmerzen. Bitte beachten Sie aber: Je länger und dicker die Ingwerknolle ist, desto schärfer wird die „goldene" Suppe.

Petersilie ist reich an Vitamin C und A. Sie enthält Mineralstoffe wie Kalzium, Kalium und Magnesium.
Der Grünkohl liefert Ihnen eine Extraportion Antioxidanzien wie Mineralstoffe. 100 g Grünkohl enthalten beispielsweise circa 200 mg Kalzium.

Verwenden Sie möglichst nur Zutaten aus biologischer Landwirtschaft. Dann können Sie auch den Hokkaido-Kürbis mit Schale verzehren. In ihr und direkt darunter befinden sich wertvolle Inhaltsstoffe. Zudem ist der Geschmack der „goldenen" Suppe dann noch viel intensiver.
Suppen beziehungsweise Eintöpfe haben übrigens grundsätzlich den großen Vorteil, dass alle Mineralstoffe und ein Großteil der Antioxidanzien erhalten bleiben. Nichts geht durch Abgießen des Kochwassers verloren.

Zubereitung:

ERSTENS

Zutaten:

- 1 Hokkaido-Kürbis (ca. 600 g)
- 2 Kartoffeln
- 2 Möhren
- 150 g Grünkohl oder Brokkoli
- 2 kleine Zwiebeln
- 2 Knoblauchzehen
- 1 Stück Ingwer (2-3 cm lang)
- 1 Stück Kurkuma (2-3 cm lang)

Waschen Sie den Hokkaido-Kürbis gründlich. Entfernen Sie den Stielansatz und vierteln Sie den Kürbis. Lösen Sie die Kerne samt der Fasern mit einem Esslöffel heraus. Zerkleinern Sie die Kürbisviertel in kleine Stücke.
Dann schälen, waschen und würfeln Sie die Kartoffeln, Zwiebeln und den Knoblauch. Jetzt waschen und zerkleinern Sie den Grünkohl oder die Brokkoli. Danach putzen, waschen und schneiden Sie Ingwer und Kurkuma klein.

ZWEITENS

Zutaten:

- 4 Esslöffel Bratöl
- 750 ml heißes Wasser
- ½ Teelöffel Zimtpulver

Erhitzen Sie das Bratöl im Topf. Dünsten Sie die Zwiebeln und den Knoblauch glasig an (ca. 2 Minuten). Fügen Sie nun Kürbis, Kartoffeln, Möhren sowie Grünkohl hinzu und füllen Sie alles mit dem heißen Wasser auf. Rühren Sie nun das Zimtpulver ein und bringen es zum Kochen. Lassen Sie alles unter gelegentlichem Rühren 15 Minuten köcheln. Geben Sie dann Ingwer und Kurkuma hinzu und lassen alles weitere fünf Minuten köcheln.

DRITTENS

Zutaten:

- 3–4 Stiele Petersilie
- 1 gestrichener Teelöffel Salz

Waschen Sie die Petersilie und zerkleinern Sie sie, bevor Sie sie beiseitestellen.

Salzen Sie die Suppe nach circa 20 Minuten Kochzeit und pürieren sie vorsichtig. Bei Bedarf können Sie noch etwas nachsalzen.

VIERTENS

Zutaten für einen Suppenteller:

- 1 Teelöffel grüne Kürbiskerne
- 1 Prise frisch gemahlener Pfeffer
- 1 Prise frisch gemahlene Muskatnuss
- 1 Esslöffel kaltgepresstes Olivenöl (aus dem Kühlschrank)

- 1 Esslöffel Joghurt-Alternative
- frisch gehackte Petersilie
- eventuell eine Prise Salz

Füllen Sie Ihren Teller mit der frisch gekochten Suppe und verteilen Sie gleichmäßig grüne Kürbiskerne, frisch gemahlenen Pfeffer direkt aus der Mühle und frisch gemahlene Muskatnuss direkt von der Reibe darüber. Geben Sie nun das Olivenöl hinzu. Platzieren Sie einen Esslöffel Joghurt-Alternative in der Mitte. Anschließend garnieren Sie die „goldene" Suppe mit der fein zerkleinerten Petersilie.

Bei Bedarf können Sie etwas nachsalzen, dabei ist weniger stets mehr.

Genießen Sie die „goldene" Suppe mit gesundem „Grünstich". Essen Sie sie bitte sehr langsam und bewusst.

Übrigens: Etwaige Suppenreste können gut eingefroren oder am Folgetag wieder aufgewärmt werden.

Nachspeise: Fermentierte Hafermilch mit Banane

Zubereitungszeit: 10 Minuten
Einweichzeit bzw. Fermentierungsphase: 8–24 Stunden

Für vier Personen benötigen Sie folgende Zutaten:

- 1½ Tassen kleinblättrige Vollkorn-Haferflocken
- 3 Tassen Wasser
- 3 reife Bananen
- 2 Päckchen Bourbon-Vanillezucker
- 2 Esslöffel kaltgepresstes Rapsöl
- 1 Tasse Wasser

Utensilien:

- Tasse ca. 200 ml
- sauberes Vorratsglas z.B. mit Bügelverschluss oder Fermentierglas (Fassungsvermögen: ca. 1 Liter)
- Pürierstab
- hohes Gefäß

Um dem Körper die Mineralstoffe und Spurenelemente des Hafers ideal zur Verfügung zu stellen, ist es notwendig, die Haferflocken über Nacht einzuweichen. Durch das komplette Bedecken der Haferflocken mit Wasser setzt automatisch ein Fermentierungsprozess ein.

Wenn sie häufig Haferflocken verzehren, lohnt es sich, aus unbehandeltem Nackthafer die Flocken frisch mit einer Flockenquetsche selbst herzustellen. Somit erhalten Sie Haferflocken in Rohkostqualität mit einem hohen Gehalt an Enzymen und Milchsäurebakterien. Die Einweichzeit sollte dann allerdings 12 bis 24 Stunden betragen.

100 g Vollkorn-Haferflocken enthalten rund 4 mg Zink. Sie gehören damit zu den zinkreichsten Lebensmitteln und liefern somit einen wichtigen Beitrag zur Immunstärkung.

Die fermentierte Hafermilch mit Banane versorgt Sie mit Milchsäurebakterien, Vitaminen, Mineralstoffen, Antioxidanzien, Enzymen und Omega-3-Fettsäuren.

Weil die fermentierten Haferflocken so gesund und ohne großen Aufwand herzustellen sind, möchte ich Ihnen kurz noch ein paar Anregungen für weitere Verarbeitungsmöglichkeiten geben.

Leicht erwärmt schmeckt der fermentierte Haferbrei mit Kokosöl, Zimt, geraspelten Äpfeln, Rosinen und/oder Datteln. Garnieren Sie dann alles zum Beispiel mit einem Esslöffel ungesüßter Joghurt-Alternative und einer Prise Kakao.

Für einen Power-Haferbrei zum Frühstück können Sie am Vorabend etwas Leinsamen, ein paar Sonnenblumen- oder Kürbiskerne wie auch Mandelstifte, Cranberrys und/oder Rosinen mit den Vollkorn-Haferflocken zusammen einweichen. Allerdings brauchen Sie für diesen Fermentier-Ansatz entsprechend mehr Flüssigkeit. Mischen Sie erst unmittelbar vor dem Verzehr etwas frisches Obst unter. Experimentieren Sie ruhig ein bisschen. Probieren Sie, was Ihnen schmeckt.

Doch nun freuen Sie sich erst einmal auf die fermentierte Hafermilch mit Banane!

Zubereitung:

ERSTENS

Zutaten:

- 1½ Tassen kleinblättrige Vollkorn-Haferflocken
- 3 Tassen Wasser

Erster Tag: Geben Sie die Haferflocken in das Glas zum Fermentieren. Füllen Sie es mit Wasser auf und rühren alles gut um, bevor Sie es mit dem Deckel locker verschließen und bei Zimmertemperatur über Nacht stehen lassen.

ZWEITENS

Zutaten:

- Fermentierte Haferflocken, gesamte Menge aus dem Fermentierglas
- 3 reife Bananen
- 2 Päckchen Bourbon-Vanillezucker
- 2 Esslöffel kaltgepresstes Rapsöl
- 1 Tasse Wasser

Am Folgetag füllen Sie zum Pürieren fermentierte Haferflocken, Bananen, Bourbon-Vanillezucker, kaltgepresstes Rapsöl und Wasser in einen entsprechenden Behälter. Pürieren Sie alles, bis eine cremige Milch entsteht.

Genießen Sie Ihre Bananenmilch aus einem schönen Glas!

Menü-Abschluss: Bitterschokolade mit Beeren

Zutaten:

- 1 kleines Stück bittere vegane Bio-Schokolade mit Beeren (Kakaoanteil: mindestens 70 %)

Bittere Schokolade enthält viele Flavonoide. Diese gesundheitsfördernden sekundären Pflanzenstoffe haben eine beruhigende Wirkung, weil sie die Freisetzung von Stresshormonen in den Nebennieren blockieren. Zudem macht Kakao die Blutgefäße elastischer und senkt in geringem Maße sogar den Blutdruck.
Milchprodukte behindern allerdings die Aufnahme der wertvollen Antioxidanzien. Vegane bittere Schokolade vermindert körperlichen und seelischen Stress.

Lassen Sie zum Abschluss des Menüs noch ein kleines Stück bittere Schokolade langsam im Mund zergehen. Dies unterstützt das Sättigungsgefühl.

Guten Appetit!

Das Menü „Immunstark" ist reich an pflanzlichem Eiweiß, sekundären Pflanzenstoffen, Vitaminen, Mineral- und Ballaststoffen, Omega-3-Fettsäuren und Milchsäurebakterien. Die bunte Vielfalt an Lebensmitteln hat deshalb eine schützende und gesundheitsfördernde Wirkung. Des Weiteren stellen die Zutaten einen wertvollen Beitrag zum Umweltschutz dar. Denn der Anbau pflanzlicher Lebensmittel beansprucht deutlich weniger landwirtschaftliche Fläche als der tierischer Produkte. Außerdem entstehen wesentlich weniger Treibhausgase wie Kohlendioxid, Methan und Lachgas.

Kombination aus dem Menü „Immunstark" mit Meditation und körperlicher Aktivität

An Tagen mit etwas mehr Zeit – etwa am Wochenende oder im Urlaub – kombinieren Sie ruhig dieses Menü mit Meditation und körperlicher Aktivität. Rahmen Sie es quasi damit ein.

So könnte das dann aussehen:

1. persönliche Affirmation zur Immunstärkung dreimal sprechen beziehungsweise voller Überzeugung denken
2. circa zehn Minuten körperliche Aktivität, zum Beispiel zügiges Treppensteigen, Rennen auf der Stelle und dabei die Arme schwingen wie beim Seilspringen oder was Sie sonst gerne mögen
3. 1 Glas stilles Quellwasser trinken
4. persönliche Affirmation zur Immunstärkung dreimal sprechen beziehungsweise voller Überzeugung denken
5. Selbsthypnose „Immunstark" anhören
6. Menü „Immunstark" genießen
7. Verdauungsspaziergang
8. in Dankbarkeit wahrnehmen, wie gut Sie sich nun fühlen

Ernährungsumstellung

Betrachtung der persönlichen Ernährungsweise

Wenn Sie Ihre Ernährung umstellen und mit dieser Methode vielleicht auch Ihr Gewicht reduzieren möchten, betrachten und analysieren Sie bitte zunächst Ihre derzeitige Ernährungsweise.

Genauso wichtig wie der gelegentliche Verzehr des Menüs „Immunstark" ist die Betrachtung der eigenen Ernährung. Machen Sie sich bewusst, wie Sie sich im Alltag ernähren. Denn nur, wenn wir alles wahrnehmen, was wir täglich essen und trinken, können wir langfristig die Ernährung in einer Weise umstellen, dass es unserem so einzigartigen Körper an nichts mangelt. Somit wird er auch nicht mit belastenden Nährstoffen überladen.
Hierzu empfehle ich Ihnen, im Alltag über einen Zeitraum von sieben aufeinanderfolgenden Tagen alles zu dokumentieren, was Sie über den Tag verteilt essen und trinken. Sehr eindrucksvoll kann hierbei eine Fotodokumentation sein: Sie fotografieren dabei unzensiert wirklich alles, was Sie essen und trinken, also bitte auch den gesüßten Milchkaffee, den Sie vielleicht morgens am Kiosk genießen. Bei Fertigprodukten und industriell hergestellten Getränken fotografieren Sie bitte unbedingt die Zutatenliste. Sollten Sie rauchen, nehmen Sie auch jede Zigarette mit in Ihre Bildergalerie auf. Am besten halten Sie zusätzlich alles schriftlich und sofort in einem Ernährungsprotokoll fest. Ich habe Ihnen eine entsprechende Vorlage vorbereitet. Sie finden sie im Anhang.
Die Dokumentation lohnt sich allerdings nicht, wenn Sie gerade mitten in einer „Bikini- oder Badehosen-Diät" sind. Denn die sieben Tage in Folge sollten unbedingt Ihren Alltag widerspiegeln. Nur so können Sie erkennen, ob Ihre Ernährung ausgewogen und mengenmäßig angemessen ist.
Schauen Sie ferner auf das Verhältnis zwischen tierischen und pflanzlichen Produkten sowie zwischen gesüßten und ungesüßten Speisen und Getränken. Überprüfen Sie, wann Sie das erste Nahrungs- oder Genussmittel zu sich nehmen und wann Sie Ihre Verköstigung abends oder nachts exakt beenden. Notieren Sie außerdem den Ort der Nahrungsaufnahme, also beispielsweise während der Arbeit am Computer, beim Fernsehen oder gemütlich am Tisch. Eine kurze

Anmerkung zum Grund der Nahrungsaufnahme ist ebenfalls sinnvoll, um zu erkennen, ob Sie wegen echten Hungers, wirklichen Durstes, aus reinem Beschäftigungsdrang, zur Belohnung, aus Frust oder Stress essen oder trinken. Eine Anmerkung zur Befindlichkeit nach dem Essen und am Ende des Tages gibt Ihnen überdies Hinweise auf mögliche Unverträglichkeiten.
Verschaffen Sie sich auf diese Weise ein Bild von Ihrer Ernährungsweise. Diese Form der Dokumentation hat schon viele Menschen erstaunt und ihnen die Augen geöffnet.

Verwirrende Vielfalt von Süßungsmitteln in Getränken

Haben Sie ein besonderes Augenmerk auf die Getränke, die Sie zu sich nehmen. Getränke mit zugesetzten Süßstoffen belasten Ihren Körper nämlich genauso wie mit Zucker gesüßter Kaffee oder Tee. Zuckerhaltige oder „leichte" Erfrischungsgetränke („Softdrinks") werden jedoch oft gar nicht als Belastung für unseren Körper wahrgenommen. Und Säfte haben einen sehr hohen Fruchtzuckeranteil, sind meist von wertvollen Pflanzenfasern befreit und erhitzt worden. Fruchtsäfte lassen daher Ihren Blutzuckerwert in die Höhe schnellen. Da sie ferner rasch verzehrt sind, verlangt der Gaumen häufig nach einem zweiten Glas.
Die Verpackung ist oftmals ebenso nicht nachhaltig. Genießen Sie deshalb statt einem Glas Orangensaft (3 bis 4 Orangen notwendig) aus dem vielschichtigem Verbundkarton oder einer Plastikflasche lieber eine frische Bio-Orange. Die weißen Häutchen und das Fruchtfleisch darin halten den Blutzucker in Ihrem Körper stabil.
Die gesündesten Durstlöscher sind natürlich sauberes Quell- und Trinkwasser sowie selbst zubereiteter, reiner Kräutertee.

Hören Sie auf Ihren Körper: Er weiß, was er braucht!

Mit dem Körper im Einklang zu sein, ohne Dauerstress Körpergefühle richtig wahrzunehmen und sich zu trauen, aufs Bauchgefühl zu hören, muss oft erst wieder antrainiert werden. Denn Dauerstress im Alltag sowie Vitamin- und Mineralstoffmangel durch Fast Food bringen die Körperwahrnehmung durcheinander. Unser Körpergewicht erlebt durch diverse Diätformen Berg- und Talfahrten. Wir verwechseln Hunger mit Appetit, naschen im Stress und trösten uns bei Frust mit industriell gefertigten Nahrungsmitteln und Softdrinks. Gezielte Manipulationen durch die Werbebranche der Nahrungsmittel- und Getränkeindustrie lassen uns schwach werden.

Hoher Arbeitsdruck tut ein Übriges. Er macht uns ein schlechtes Gewissen, wenn wir Pausen einhalten wollen, die uns eigentlich zustehen, und drängt uns dazu, Nahrungsmittel zu schlingen statt Lebensmittel bewusst zu kauen. Das extreme Ungleichgewicht zwischen wirklichen Lebensmitteln und nährstoffarmen Nahrungsmitteln lassen gesunde Körpergefühle oftmals schwinden. Mit frischen Lebensmitteln jedoch, die reich an Vitaminen, Mineralstoffen und Enzymen sind, stilles Wasser sowie täglicher körperlicher Aktivität und regelmäßigen Entspannungspausen bringen wir unseren Körper wieder ins Gleichgewicht. Manchmal stören noch falsche Glaubenssätze über uns selbst beziehungsweise unser Essverhalten eine gesunde Körperwahrnehmung, sodass wir zunächst professionelle Hilfe durch Hypnose- und/oder Psychotherapeuten benötigen.

Selbstliebe ist in diesem Zusammenhang genauso wichtig, wie Menschen zu vergeben, die uns wehgetan haben. Vergeben heißt dabei eindeutig nicht, etwas im Nachhinein gutheißen zu müssen! Mit einer bescheidenen Lebensweise in Dankbarkeit sorgen wir zusätzlich für den richtigen Appetit, dem wir vertrauen dürfen und der uns gesund erhält.

Vitamin B12

Bitte achten Sie auf Ihren Vitamin-B12-Status

Sollten Sie sich vegan oder überwiegend vegan beziehungsweise vegetarisch ernähren, achten Sie bitte unbedingt auf Ihren Vitamin-B12-Status.

Wir benötigen Vitamin B12 für einen gesunden Energiestoffwechsel und angemessene psychische Funktionen, damit unser Nervensystem richtig funktionieren kann. Es schützt uns vor Arteriosklerose und somit vor einem Schlaganfall oder einem Herzinfarkt. Leider ist das lebensnotwendige Vitamin nicht in Gemüse und Obst enthalten. Insbesondere Fisch und Innereien enthalten indes hohe Vitamin-B12-Konzentrationen. In Eiern und Milchprodukten befinden sich geringe Anteile. Das Gute an dem wasserlöslichen Vitamin: Es ist zwar lichtempfindlich, aber relativ hitzestabil. Somit bleibt es in gekochten Eiern und gedünstetem Fisch größtenteils enthalten.
Der Tagesbedarf liegt bei vier Mikrogramm. Da die ersten Anzeichen für einen Mangel sehr unspezifisch sind, sollten Sie Ihren Vitamin-B12-Spiegel vorsorglich alle zwei Jahre überprüfen lassen – übrigens auch, wenn Sie tierische Produkte verzehren. Sehr aussagekräftig ist dabei die Bestimmung des aktiven Vitamins B12 im Körper, dem Holo-Transcobalamin. Sprechen Sie sodann mit Ihrer Ärztin oder Ihrem Arzt, ob und wie viel Vitamin B12 Sie substituieren sollten.

Besondere Risikofaktoren für einen Vitamin-B12-Mangel sind

- vegane und vegetarische Ernährung,
- Schwangerschaft,
- Magen- und Darmerkrankungen,
- Medikamente zur Reduktion der Magensäure,
- Magenverkleinerung beziehungsweise -entfernung,
- Magersucht,
- Einnahme von Cholesterinsenkern,
- langfristige Einnahme verschiedener Antibiotika
- ein höheres Lebensalter (ab dem 65. Lebensjahr),
- Einnahme von Metformin zur Diabetesbehandlung,
- Folsäure-Überschuss,
- übermäßiger Alkoholkonsum und
- Bauchspeicheldrüsenentzündungen.

Bedenken Sie dabei: Auch psychischer Dauerstress leert den Vitamin-B12-Speicher.

Symptome, die auf einen Vitamin-B12-Mangel hinweisen, sind

- Müdigkeit,
- Hautblässe,
- Kribbeln und Taubheitsgefühle in den Extremitäten,
- Kopfschmerzen,
- Schwindel,
- Konzentrationsstörungen und
- Muskelschwäche.

Bitte lassen Sie sich ärztlich oder in der Apotheke beraten, welche Form der Substitution am besten für Sie geeignet ist. Gut verträglich ist im Allgemeinen Cyanocobalamin. Wichtig zu wissen ist, dass natürlich vorkommendes Vitamin B12 aus Algen nicht immer für unseren Körper bioverfügbar ist. Man könnte sich somit in falscher Sicherheit wiegen.

Umprogrammierung Ihres Appetits

So gelingt auch Ihnen die Umprogrammierung Ihres Appetitsensors:

Gewohnheiten zu ändern, benötigt Ausdauer, Disziplin und ein klar definiertes Ziel. Um alte Ansichten aufzugeben und Verhaltensweisen neu zu formen, sind nach dem Ergebnis wissenschaftlicher sozialpsychologischer Untersuchungen im Durchschnitt 66 Tage erforderlich. Natürlich kann dabei auch mal ein „Ausrutscher" passieren. Das ist nicht schlimm. Wichtig ist, immer wieder aufzustehen und durch tägliches Engagement sein Ziel nicht aus den Augen zu verlieren. Schauen Sie immer auf Ihre Fortschritte, also darauf, was sie bereits erreicht haben. Analysieren Sie jeweils, wie es zu einem Rückfall gekommen ist. Versuchen Sie künftig, „falsche" Reaktionen in ähnlichen Situationen zu verhindern.

Um Ihren Appetitsensor neu zu formen, empfehle ich Ihnen täglich mindestens 20 Minuten körperliche Aktivität, am besten eine Kombination aus Ausdauer- und Krafttraining. Zusätzliche Dehnübungen halten Ihre Blutgefäße elastisch und schützen Sie vor Arteriosklerose. Finden Sie heraus, welche Art der Aktivität zeitlich und für Ihren Körper gut passt, sodass sie Ihnen Freude bereitet. Haben Sie Schwierigkeiten damit, etwas Geeignetes zu finden, besprechen Sie dies mit Ihrer Therapeutin oder Ihrem Therapeuten. Optimal ist es, wenn sie selbst sportlich aktiv sind. Durch die gemeinsame Entwicklung eines ganzheitlichen Therapiekonzeptes, bei dem Medikamente erst eingesetzt werden, nachdem Bewegung, eventuelle Gewichtsreduktion und die Abklärung etwaiger Vitamin- und Mineralstoffmangelzustände ausreichend therapeutisch einbezogen worden sind, sorgen Sie für eine deutlich verbesserte Gesundheit. Das Risiko, dass Zivilisationskrankheiten entstehen wie Diabetes, Übergewicht, Bluthochdruck, aber auch Krebs und Altersdemenz, sinkt dadurch erheblich. Im Anschluss an jede körperliche Aktivität, bei der Sie Ihren Kreislauf in Schwung gebracht, Kalorien verbrannt und tief durchgeatmet haben, empfehle ich Ihnen übrigens, Ihren Durst mit stillem Wasser zu löschen. Achten Sie zudem darauf, Ihre Mahlzeiten stets mit rohem Gemüse, Obst und frischen Kräutern zu beginnen. Vermeiden Sie so oft wie möglich Süßigkeiten und andere industriell gefertigte Produkte.

Je länger Sie bei Appetit auf ungesunde, insbesondere industriell hergestellte Nahrungsmittel und Getränke durch gezielte Ablenkung widerstehen können, desto schneller wird Ihnen Ihr Körper mitteilen, was er wirklich benötigt. Und die beste Ablenkung gelingt eben durch körperliche Aktivität mit tiefem Ein- und Ausatmen an der frischen Luft.
Sorgen Sie ferner für eine lange Essenspause vor dem Zubettgehen, von mindestens vier Stunden. Sinnvoll ist es gleichzeitig, für ausreichend Schlaf zu sorgen. Denn auch damit verhindern Sie falsche Hungergefühle, die durch Müdigkeit auftreten können.
Mit körperlicher Aktivität bauen Sie Stress ab und es kommt zur Ausschüttung von Glückshormonen. Sie stärken somit also auch Ihre geistige Gesundheit. Je mehr Sie sich täglich bewegen und frische Luft aus der Natur schöpfen, desto mehr wird Ihr Körper nach wirklich stärkenden Lebensmitteln verlangen. Für den gesunden Appetit zwischendurch eignen sich dann rohes Gemüse und frische Kräuter.
Genießen Sie Ihr Essen am besten in einer schönen und ruhigen Umgebung, also bitte definitiv nicht am Arbeitsplatz, nicht vor dem Computer und nicht vor dem Fernseher. Denn diese Ablenkungen verhindern langsames und gründliches Kauen, sie lassen uns viel zu schnell und viel zu viel essen. Durch gemütliches Essen und gründliches Kauen geben Sie dem Körper unterdessen die Chance, ein Sättigungsgefühl wahrzunehmen.
Sobald Ihr Körper durch bekömmliche und lebenskräftigende Ernährung seine Vitamin-, Spurenelement- und Mineralstoffspeicher aufgefüllt hat, stellt sich automatisch ein gesundes Körpergefühl ein – ganz ohne Heißhunger auf Schokolade, Chips und Currywurst.

Notieren Sie sich während Ihrer Gewohnheitsumstellung am besten immer wieder kurz Ihre Befindlichkeit vor und nach dem körperlichen Training. Hilfreich ist zusätzlich eine Belohnung erster Erfolge mit Kleinigkeiten, die Ihnen Kraft geben und Mut machen weiterzumachen. Gönnen Sie sich beispielsweise jeweils nach 14 Tagen eine Massage oder einen Blumenstrauß. Der Besuch einer Therme, Theater- oder einer Kinovorstellung, eines Museums oder einer Konzertveranstaltung sind ebenfalls wunderbare denkbare Belohnungen.

Ich wünsche Ihnen für die Umstellung Ihrer alten Gewohnheiten viel Erfolg.

Himmel in dir

leise
still
berührt

einfach sein
genügsam
erwartungslos

Güte
Wärme und Zuversicht
schenkend

jeden Augenblick leben
mit allen Sinnen
voller Vertrauen

Zeit, die dir gehört
so wertvoll
so wahr

der Himmel in dir

Bitte notieren Sie hier Ihre eigene(n) Affirmation(en):

Überprüfen Sie noch einmal, ob Ihre Affirmation für Sie wirklich passt und Sie sich mit ihr ohne innere Widerstände und Konflikte wohlfühlen.

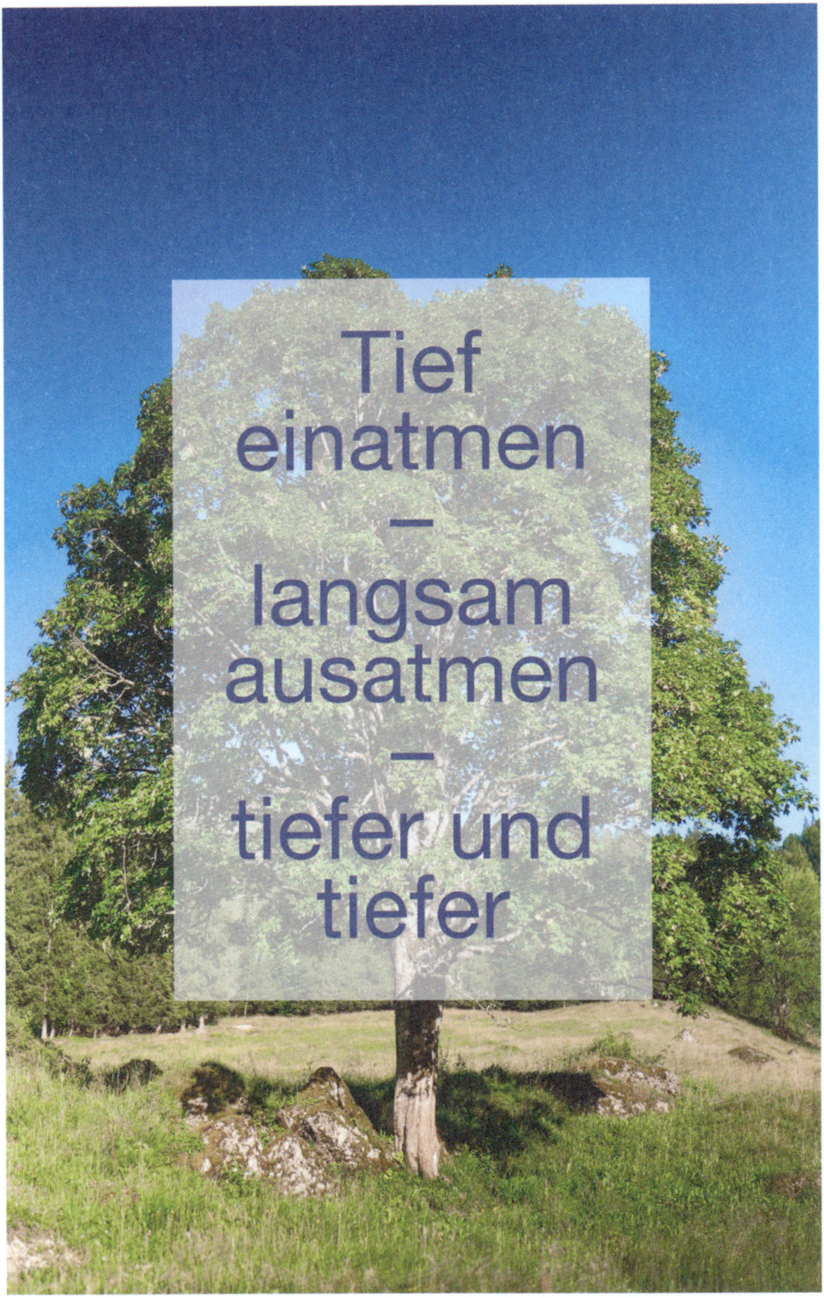
Tief
einatmen
–
langsam
ausatmen
–
tiefer und
tiefer

IMMUNSTARK
durch
HYPNOSE

Ausnahmezustände bis hin zu Dauerkrisen

Stress

Eile Terminüberflutung

Anforderung Aufforderung Überforderung

Erregung Aufregung

Erschöpfung

So kann es im Alltag aussehen.

In der Familie, im Beruf, in Schule oder Ausbildung, aber auch ein Leben ohne Aufgaben, ohne Ziel, ein Leben in zermürbender Arbeitslosigkeit sind kräftezehrend: zu wenig Geld, um gelassen zu sein, Zukunftsängste …

Sorgen, die wehtun.

Auf und ab
Hin und her

Mentale Stärkung

Dauerstress benötigt einen Gegenpol.

Alle Meditationsformen entschärfen erschöpfende Lebenssituationen. Sie mildern und schaffen einen Ausgleich. Gesunde Gedanken – in sich zu gehen – ermöglichen eine Umkehrung der Perspektive. Abschalten in tiefer Entspannung, um zu vergessen, was gewesen ist und vielleicht noch kommt.

Mit Hypnose zur Mitte finden

In Hypnose beruhigen sich Körper und Geist – unaufgeregt, tief entspannt mit verlangsamter Atmung. Man kehrt nach innen und sammelt sich. Frische Lebensenergie fließt sanft und weich durch den gesamten Körper.

Aktuell nimmt die Hypnosetherapie einen immer größeren Stellenwert während medizinischer Behandlungen ein. Allerdings ist auch hier noch viel Luft nach oben.

Hypnose ermöglicht einen intensiven Zustand der Entspannung bis hin zur tiefen Trance mit Schmerzunempfindlichkeit.

Die Anwendung von Hypnose reduziert emotionale Belastungen während medizinischer Eingriffe und verringert erheblich die Menge an Schmerzmitteln nach Operationen, gleichzeitig treten Ängste und Übelkeit weniger auf.
Durch die Schmerzausschaltung sind Operationen ohne Narkose, ohne Schmerzmittel möglich.
Selbst bei chronischen Schmerzzuständen kann durch Hypnosetherapie die Dosis der Schmerzmittel deutlich herabgestzt werden.
Hypnosetherapie – angewendet als Psychotherapie in Trance, wie bei der Hypnotherapie, oder als klinische Hypnose in der somatischen Medizin – bietet einen ursachenorientierten Heilprozess sowie die Kraftschöpfung während und nach der Krankheitsphase.
Gleichzeitig dient der Hypnoseeinsatz einer effektiven Arzt-Patienten-Kommunikation.

Einsatzgebiete der Hypnosetherapie

Hypnose kann zur Tiefenentspannung wie auch zur Leistungssteigerung eingesetzt werden. Bei Sportlern ist sie bekannt als Sporthypnose. In der hypnotischen Trance ist es möglich, alle körperlichen Prozesse zu beeinflussen, vom Herzschlag über den Blutdruck und die Nervenfunktionen bis hin zur Stärkung des Immunsystems. Wird Hypnose als Hypnosetherapie angewendet, eröffnet sie brillante Möglichkeiten zur Vorbeugung und Behandlung von Erkrankungen. Mittlerweile gibt es eine Fülle von Fallbeispielen, die belegen, dass Hypnose Kräfte und Fähigkeiten im Menschen mobilisieren kann, die weit über das Potenzial klassischer Therapiemethoden ohne hypnotische Trance hinausgehen. Es gibt unendlich viele Möglichkeiten, Hypnose anzuwenden.

Einige Anwendungsgebiete sind

- Ängste,
- Allergien,
- Asthma,
- Schmerzen,
- Schlaflosigkeit,
- Herzrhythmusstörungen,
- Nikotinabhängigkeit,
- Übergewicht,
- Notfallmedizin,
- Verbrennungen,
- Leistungssteigerung,
- Stärkung des Immunsystems und
- unterstützend bei der schulmedizinischen Krebstherapie.

Die Liste kann schier unendlich verlängert werden, insbesondere im Bereich der aufdeckenden Hypnose-Therapie (Hypnoanalyse/Regressionstherapie, siehe unten).

Hypnose verständlich erklärt

Hypnose ist eine besondere Entspannungs- und Therapiemethode, die seit Tausenden von Jahren bekannt ist und praktiziert wird. Am besten stellen Sie sich Hypnose als einen Zustand zwischen Wachbewusstsein und Schlaf vor. Während dieses besonderen Bewusstseinszustandes können sich Körper und Geist sehr tief entspannen.

Hypnose löst Sie aus dem ruhelosen Gedankenkarussell des Alltags und schafft einen Zustand mit veränderter Aufmerksamkeit.

In diesem speziellen Bewusstseinszustand ist der Geist sehr aufnahmefähig für Suggestionen. Die Therapeutin oder der Therapeut hilft Ihnen dabei, in einen ausgeprägten Trance-Zustand zu gelangen. Sie wirken dabei mit, um im eigenen Unterbewusstsein die Ursache des Problems und deren Lösung zu finden. Die Therapeuten geben positive Suggestionen und machen Vorschläge, Situationen neu zu betrachten, sie in einem anderen Licht erscheinen zu lassen. Im tiefen Entspannungszustand sind wir in der Lage, uns auch selbst in Gedanken heilsame Suggestionen zu geben um somit unser Unterbewusstsein positiv zu beeinflussen.

Zusammen mit anderen Reizen wie Musik, Berührung und Bewegung können verschiedene Reaktionen auftreten. Körperliche Funktionen wie der Herzschlag und die Atemfrequenz verlangsamen sich, geistige Tätigkeiten werden durch positive Suggestionen angeregt. Diese Suggestionen dienen der persönlichen Veränderung.

Die hypnotische Trance ermöglicht einen leichten Zugang zum Unterbewusstsein. Hier setzt auch die aufdeckende Hypnose an, mit der gezielt die Ursache für eine Erkrankung gefunden werden soll. Viele organische Beschwerden haben einen situationsbedingten Hintergrund auf geistiger Ebene. Einschneidende Erlebnisse im Kindes- und Jugendalter hinterlassen Narben – oft tiefer, als man glaubt.

Hypnose ist kein Schlaf, auch keine Bewusstlosigkeit

Der Wortstamm von Hypnose leitet sich zwar von Schlaf ab, jedoch schläft man während der Hypnose nicht. Hypnose ist kein Schlaf. Sie bekommen alles um sich herum mit. Während des hypnotischen Zustandes ist das Bewusstsein niemals komplett ausgeschaltet. Im Verlauf der Trance weiß man ganz genau, was man sagt oder wie man sich bewegt. In dieser Zeit sind Sie besonders aufnahmefähig für positive Suggestionen. Musik in bestimmten Frequenzen unterstützt den Vorgang wie auch rhythmische Trommelschläge.
Der Zustand an sich fühlt sich an wie einzuschlafen oder aufzuwachen.

Fehlanschauungen zur therapeutischen Hypnose

Leider herrscht vielfach die Auffassung vor, dass Hypnose etwas Magisches sei. Manche fürchten sie sogar, weil durch Bühnen- oder Showhypnose eine geheimnisvolle Wirkung zur Schau gestellt wird. Therapeutische Hypnose hat mit solchen Zeremonien allerdings nichts zu tun. Der tiefe Entspannungszustand und die positiven Suggestionen dienen ausschließlich der mentalen und körperlichen Stärkung des Menschen.

Hypnose ist ein Trumpf, den wir regelmäßig nutzen sollten!

Angst vor Hypnose

Immer noch gibt es Menschen, die Angst haben, in Hypnose Geheimnisse preiszugeben beziehungsweise während einer Hypnose-Sitzung, Befehle zu erhalten, die sie bloßstellen oder zu unmoralischen Handlungen zwingen. Sobald dies aber der Fall wäre, würden Sie sofort selbst die Übertragung der Suggestionen abbrechen, weil Sie ja alles mitbekommen. Ebenso können Sie jederzeit selbst aus der hypnotischen Trance aussteigen, wenn zum Beispiel neben Ihnen plötzlich eine Wand zusammenbricht und der Hypnotiseur Sie nicht mehr aus der Hypnose holen kann. Suggestionen und Aufforderungen, die sich außerhalb Ihrer Werte und Moralvorstellungen befinden, würden Sie nicht ausführen.

Hypnosetherapeuten haben eine Heilberufsausbildung, der Sie vertrauen dürfen. Denn nur mit einer staatlichen Heilkunde-Erlaubnis (Approbation oder Heilpraktikererlaubnis) darf man heilkundlich tätig sein, also seelische und körperliche Krankheiten behandeln. Am besten erfragen Sie die therapeutische Grundausbildung und bei welchem Institut die Hypnosetherapie-Ausbildung stattgefunden hat.

Unbewusst sind auch Sie schon in hypnotischer Trance gewesen

Auch Sie sind schon oft in Hypnose gewesen, auch wenn Sie sie nicht als solche empfunden haben. Ein Beispiel für spontane Trancezustände im Alltag sind Tagträume. Während des freien Tanzens, Joggens, bei konzentrierter Arbeit oder wenn man in sein Hobby richtig tief versunken ist rutscht man ebenfalls leicht in diesen Zustand.

Die Joggerinnen und Jogger unter Ihnen kennen bestimmt folgende Situation: Sie laufen und laufen; plötzlich nehmen Sie wahr, bereits angekommen zu sein. Sie haben die Strecke gar nicht bemerkt, nicht realisiert. Gedankenversunken oder gedankenlos sind Sie einfach gelaufen und gelaufen – „wie in Trance". Das ist hypnotische Trance.

Heilsame und aufmunternde Worte sind wie Medizin

Worte sind sehr mächtig. Sie können verwunden und kränken, aber auch heilen. Aufbauende Suggestionen unterstützen in tiefer Entspannung die Selbstheilung und stärken das Immunsystem. Die Aussprüche richten sich dabei an das Unterbewusstsein und nicht an das Wachbewusstsein. Durch die Verstärkung der Erwartungshaltung eröffnen sie Möglichkeiten, die bisher blockiert gewesen sind. Das Ziel positiver Suggestionen ist es, dass der Patient daran glaubt, dass ein Perspektivwechsel, eine heilende Wirkung beziehungsweise eine entsprechende Therapie möglich und wirksam sind.

Auch außerhalb der hypnotischen Trance ist es wichtig, auf positive Aussagen zu setzen und negative zu vermeiden. Positive Worte im Alltag und während medizinischer Behandlungen stärken, tun gut und festigen die Erwartung, gesund zu bleiben oder wieder gesund zu werden.

Medizinische Hypnose als Standard während des Medizinstudiums notwendig

So wie es dringend nötig ist, mentale Stärkung als Schulfach einzuführen, wäre es sehr sinnvoll, medizinische Hypnose als festen Ausbildungsteil im Medizinstudium zu verankern. In Amerika ist man diesbezüglich schon viel weiter. Denn durch medizinische Hypnose alleine oder in Kombination mit anderen schulmedizinischen Therapiemethoden lassen sich Heilerfolge erzielen, die Patienten zuvor niemals für möglich gehalten haben.

Ärztliche Abklärung vor Hypnose-Anwendung

Bitte klären Sie bei den folgenden Erkrankungen zunächst ärztlich ab, ob für Sie Hypnose infrage kommt:

- Herz-Kreislauf-Probleme, insbesondere bei sehr niedrigem Blutdruck
- psychische Erkrankungen
- Epilepsie (Krampfleiden), weil ein tiefer Entspannungszustand einen epileptischen Anfall begünstigen kann

Zudem darf unter dem Einfluss von Drogen keine Hypnose durchgeführt werden.

Im Prinzip kann, nach ärztlicher Abklärung, jeder Mensch hypnotisiert werden. Er muss es nur wollen!

Ist eine Person bereit, sich auf die hypnotische Reise zu begeben, die positiven Suggestionen und die bildhaften Vorstellungen anzunehmen, kann sie sehr gut hypnotisiert werden.

Je häufiger, desto tiefer: die Kraft der Hypnose

Je häufiger eine Person in hypnotische Trance geht, desto tiefer ist der erreichte Entspannungszustand. Durch kontinuierliche Wiederholung der positiven Suggestionen kann außerdem ein dauerhafter Effekt erzielt werden.
Regelmäßig angewandte Selbsthypnose stärkt Körper und Geist einschließlich des Immunsystems.
Hypnose ermöglicht eine Befreiung von körperlichen und seelischen Beeinträchtigungen. Sie leistet einen sehr wertvollen Beitrag für ein erfülltes Leben.

Aufklärung und wichtige Hinweise zur Durchführung der Selbsthypnose

Stellen Sie sicher, dass Sie beim Hören der Selbsthypnose-Audioaufnahme für den entsprechenden Zeitraum keinen weiteren Verpflichtungen nachgehen, bei denen Sie sich konzentrieren müssen. Suchen Sie sich einen ruhigen Ort, an dem Sie sich setzen oder hinlegen können. Somit ist gewährleistet, dass Sie maximal in Trance gehen. Darüber hinaus können dann Ihre Selbstheilungskräfte optimal wirken. Nach der Selbsthypnose werden Sie sich wach, frisch und voller Energie fühlen. Sollte nach dem Hören der Selbsthypnose-Audioaufnahme noch eine verminderte Aufmerksamkeit bestehen, verlängern Sie bitte die Ruhephase für fünf bis zehn Minuten.

Wenden Sie die Selbsthypnose-Audioaufnahme nur an, wenn Sie die bewusste Absicht haben, in Trance zu gehen.

Bei Tätigkeiten, die Ihre Konzentration erfordern, dürfen Sie diese Aufnahme nicht anhören, zum Beispiel

- während des Führens eines Fahrzeuges (als Beifahrer nur über Kopfhörer, nicht nach außen hörbar),
- während des Stehens oder Gehens,
- während der Beaufsichtigung von Personen und
- während des Kochens.

Bitte gehen Sie auch nicht während eines Wannenbades, Solarium-Aufenthaltes oder Ähnlichem in Selbsthypnose. Somit stellen Sie sicher, dass Sie weder sich noch andere gefährden.

Um wirklich komplett ungestört zu sein, deaktivieren Sie die mobilen Daten am Smartphone und aktivieren Sie den Flugmodus.

Audioaufnahme zur Immunstärkung

Mit meiner selbst besprochenen Audioaufnahme möchte ich Sie einladen, Ruhe und Entspannung zu finden und dabei immer tiefer zu gehen, tiefer und tiefer. Sie leistet einen wertvollen Beitrag zu Ihrer Immunstärkung. Am besten wenden Sie ein- bis zweimal täglich die Selbsthypnose an. Ich habe die Dauer in diesem Rahmen extra kurz gehalten, damit ein mehrmaliges Anhören am Tag praktikabel ist. Sollten Sie gerade akut erkrankt sein oder mehr Zeit zur Verfügung haben, können Sie gerne häufiger in Selbsthypnose gehen.

Laden Sie sich die Selbsthypnose „Immunstark in die Zukunft" herunter. Oder übertragen Sie die Aufnahme beispielsweise mit der Diktierfunktion/Sprachaufnahme auf Ihr Smartphone. Auf diese Weise steht Ihnen die Selbsthypnose auch offline immer zur Verfügung.

Hier können Sie sich die kostenlose Audioaufnahme herunterladen:
www.deine-selbsthypnose.de

Bitte nicht stören, bin gerade in Selbsthypnose!

Im Trubel des Alltags ist es oft nicht leicht, ein paar Minuten Ruhe für sich allein zu finden. Wo sie auch sind, bei der Arbeit oder mitten in der Familie – am besten informieren Sie Ihr Umfeld, dass Sie für ein paar Minuten meditieren, um neue Kraft zu schöpfen. Somit werden Sie auch nicht versehentlich gestört.

Bevor Sie weiterlesen, empfehle ich Ihnen, die Selbsthypnose zur Immunstärkung gleich einmal auszuprobieren.

Ich wünsche Ihnen eine gute Entspannung und ein starkes Immunsystem.

Ich

Wer bin ich?

Einatmen … ausatmen!

Ich bin dazwischen.

Bitte notieren Sie hier Ihre eigene(n) Affirmation(en):
Überprüfen Sie noch einmal, ob Ihre Affirmation für Sie wirklich passt und Sie sich mit ihr ohne innere Widerstände und Konflikte wohlfühlen.

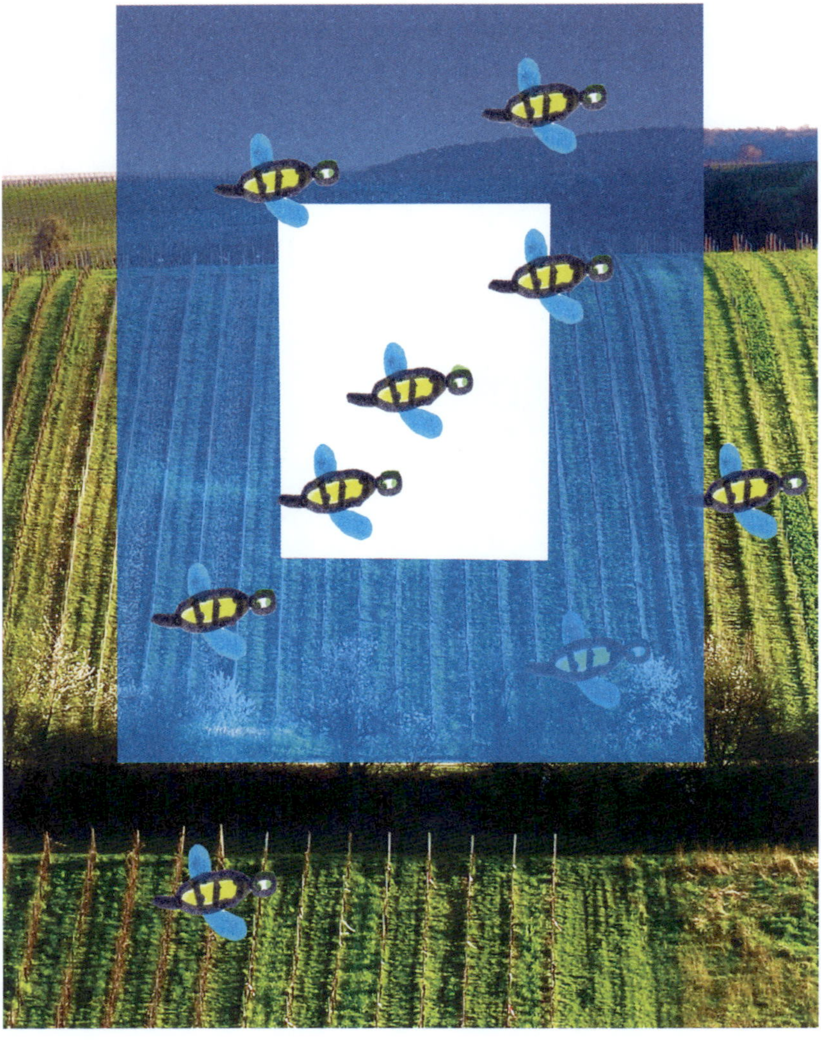

IMMUNSTARK durch GEMEINSAME SORGE für MENSCH, TIER und das GESAMTE ÖKOSYSTEM

Zu Beginn dieses Kapitels möchte ich Ihnen von einer kleinen für mich sehr bedeutenden Begebenheit erzählen.

Fußstapfen im Goldnesselfeld

Anfang Mai, kurz vor der Fertigstellung dieses Kapitels, hatte ich die Idee, eine Fotografie von einer Hummel an einer blühenden Goldnessel einzufügen.
Als ich an einem sonnigen Frühlingsnachmittag daher mit meiner Spiegelreflexkamera den Hummeln im Feld aus goldenen und brennenden Nesseln hinterherstapfte, besuchte mich Anna.
Anna ist im Grundschulalter und wohnt nahe der Insektenoase. Sie fragte mich, was ich da denn fotografiere. Also erzählte ich ihr von meinem Buchprojekt und dass ich hierfür so gerne ein Foto von einer Hummel an einer leuchtend blühenden Goldnessel hätte. Anna hörte mir aufmerksam zu. Danach betrachtete sie meine Fußabdrücke in der gelbgrünen Insektenoase und sagte zu mir: „Du trittst ja alles kaputt. Weißt du was? Ich male dir eine Hummel."
Kurzerhand nahm sie einen Notizblock und Stifte aus ihrem kleinen Rucksack. Blitzschnell hatte sie die Hummel zu Papier gebracht.
Sodann präsentierte mir Anna, was sie noch so alles im Rucksack bei sich trug. Sie packte einen kindgerechten Archäologenpinsel aus, außerdem ein Fernglas und eine richtig große Lupe – und zeigte mir, wie sie damit die Natur beobachtet.
Diese Situation berührte mich sehr. Auch während ich diese Zeilen schreibe, lässt sie mich nicht los.

Ich danke Dir, liebe Anna, für Deinen wachen Blick und Deine Spontanität!

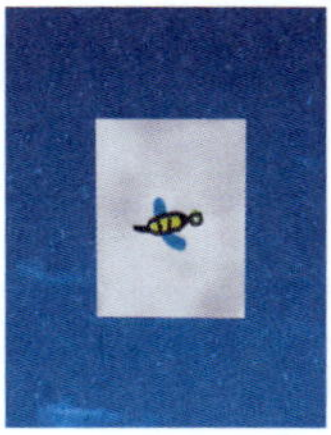

Prävention und ganzheitliche Therapie gleich Klimaschutz

Viele Wunden sind nicht abgeheilt, oft verkrustet, manche sind tiefer geworden. Jedes Sofortprogramm im Bereich der Gesundheitsvorsorge greift automatisch ins Ökosystem ein und umgekehrt.
Ein verantwortungsvoller Umgang mit Arzneimitteln in der Human- und Veterinärmedizin ist wichtiger denn je. Viele Arzneimittelrückstände in Urin und Stuhl können selbst durch moderne Kläranlagen nicht herausgefiltert werden. Mikroorganismen und Fische in den Flüssen sind die Leidtragenden – letztlich auch wir. Denn Antibiotikaeinsätze derselben Stoffklassen bei Mensch und Tier machen Reserveantibiotika in der Notfallmedizin beim Menschen wirkungslos. Die medizinische Hilflosigkeit aufgrund wirkungsloser Reserveantibiotika wird jedes Jahr größer.

Auch kleine Steine ziehen große Kreise.

Engagement ist auf allen Seiten und in allen Bereichen notwendig, einschließlich der Werbebotschaften an Kinder und Jugendliche. Oft stehen sie abseits jeglicher kritischer Handlungsfähigkeit: Ungesunde Nahrungsmittel, falsche Ideale beziehungsweise abhängig machende Produkte haben ungefiltert Zugang zu ihrem Unterbewusstsein. Gleichzeitig ist es wichtig, die Alltagskompetenzen im Umgang mit Werbung zu fördern.

Ein Richtungswechsel ist dringend nötig

Unkontrollierter Arznei- und Nahrungsergänzungsmitteleinsatz sowie ein unkritischer Lebensstil stören die Gleichgewichte empfindlich:

- Fertigprodukte mit großen Zutaten-Listen, reichlich verpackt
- Zucker im Überfluss
- Auszugsmehle, vom wertvollen Inhalt befreit
- High-Protein ohne Geschmack und Aussehen
- Übermäßiges „Muskelpumpen" im Fitnessstudio lässt Nähte platzen.
- Japsen gegen den Smog
- Mikrobiomauslöschung im Darm und auf dem Acker
- Bücherlesen verschwindet zunehmend aus dem Beschäftigungsfeld.
- Mode und Technik setzen auf Verschleiß statt Nachhaltigkeit.
- Glücksspiele erschaffen in quälender Abhängigkeit unglückliche Verlierer.

Rechen und Besen statt Laubbläser und Laubsauger

Vielen Benutzern der Puster und Sauger ist gar nicht bewusst, dass der Gebrauch dieser Geräte die Lebensräume der Kleinstlebewesen am Boden zerstört. Schallpegel von 110 Dezibel tun ihr Übriges. Am besten recht man das Laub ohnehin nur da, wo es wirklich stört, zum Beispiel auf Gehwegen, zu einem Haufen zusammen, den man in der Nähe einfach liegen lässt. Während das Laub dann im Winter langsam verrottet, dient es dem Schutz von Insekten und Kleintieren. Selbst Igel nutzen gerne solche Laubhaufen als Winterquartier. Laubgebläse pusten die Blätter samt der so wichtigen Kleinstlebewesen mit einer Geschwindigkeit von über 200 Stundenkilometern einfach durch die Luft. Zurück bleibt ein nackter Boden ohne Schutz vor Trockenheit und kalten Temperaturen. Die Laubentfernung per Saugvorgang zerhäckselt nicht nur die Blätter, sondern auch Spinnen, Insekten und Pflanzensamen. Feinstaub aus Diesel-Ruß sowie Abriebpartikel von Bremsen und Autoreifen werden beim Gebrauch der motorisierten Laubentferner abermals in unsere Atemluft geschleudert.

Auch Tierkot und Pilzsporen gelangen dann als Feinstaub in die ohnehin stark belastete Stadtluft. Bei nicht akkubetriebenen Geräten kommen deren Abgase hinzu.

Argumente für die Einsparung von Personalkosten müssen im Rahmen der Klimakrise und des Insektensterbens auch in Städten und Kommunen neu gedacht werden.
Der Gebrauch von Rechen, Besen und Harke sind bei Weitem umweltverträglicher.
Körperliche Fitness und Gewichtsreduktion sind ein zusätzlicher Gewinn.

An dieser Stelle möchte ich die Besitzer von Mährobotern bitten, diese nur bei hellem Tageslicht fahren zu lassen. Somit schützen Sie nacht- und dämmerungsaktive Tiere, wie zum Beispiel Igel, vor gefährlichen Schnittverletzungen.

...

pflanzenschutzmittelpflanzenohneschutz

FUNGI HERBI INSEKTI
–
BIOZID(I)E

pflanzenschutz

DAS AUS FÜR DIE REBLAUS
–
NICHT NUR!

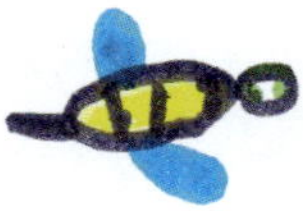

Monokultur ohne Kultur

Bereits im 19. Jahrhundert hat ein kluger Forstwirt gemahnt und es in Stein gemeißelt.
Folgender Spruch gründet darauf:

„Willst du einen Wald vernichten, pflanze Fichten, Fichten, Fichten."

Es lohnt sich nicht, den Borkenkäfern den Kampf anzusagen, während dem Wald das Wasser abgegraben wird. Einseitige Interessen, die die Artenvielfalt zusammen- und beiseiteschieben, führen zu einer Monokultur.

Monokultur ohne Kultur lässt uns Erbleichen wie die Korallen in den Meeren.

Es ist Zeit aufzustehen und sich umzudrehen.

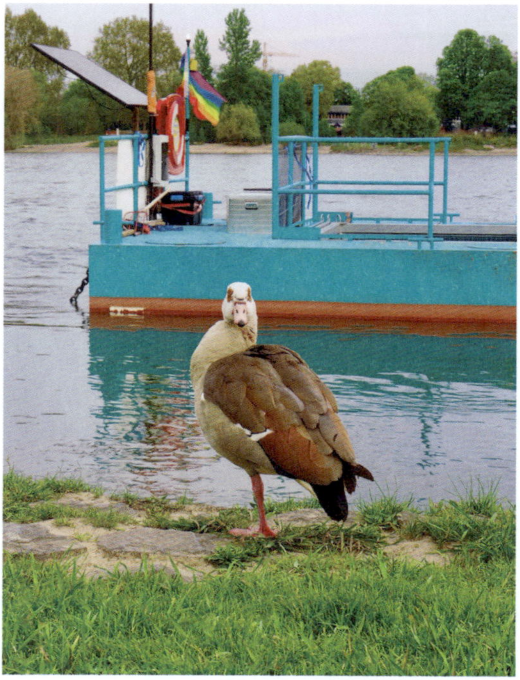

Fehlbilanz

Einseitige Betrachtungen komplexer Systeme, Augenverschließen
vor dem Unbequemem, Weiterentwicklungen von Mensch und Tier,
die nur auf Wachstum aus sind, laufen Gefahr zu kollabieren.

Zweidimensionales Denken in Schwarz und Weiß
Aufteilungen in Gut und Böse
einbetonierte Anschauungen benötigen Farbe,
den Blick auf zwischenmenschliche Beziehungen
und die Freiheit im Denken.

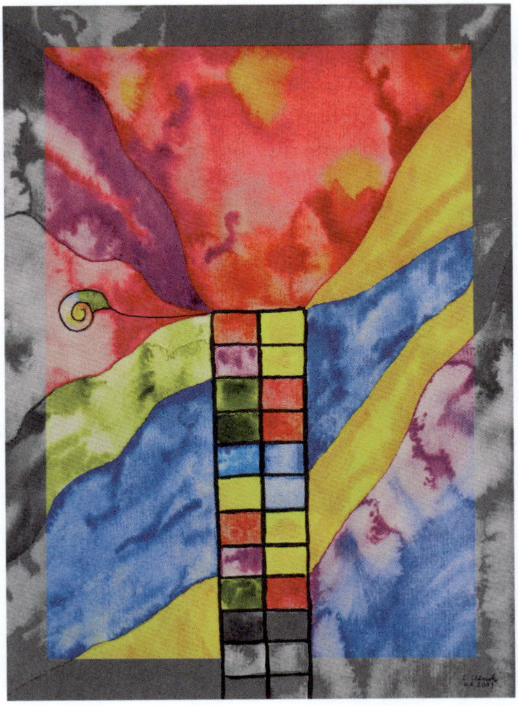

Goldrausch

Goldwertanlagen Goldmünzen
goldene Ketten Ringe und Gewänder

glänzender Schmuck mit schmutzigem Schatten
vergiftete Flüsse
Mondlandschaften
gefährliche Schufterei unterirdisch oberirdisch
Unglücksminen
goldige Kinder – Arbeiterlein im Staub

ohne Sicherheiten
ohne Menschenrechte

GOLDRAUSCH

Verheerendes Erdbeben im türkisch-syrischen Grenzgebiet
am 6. Februar 2023 – exemplarisch für alles Unheil auf dieser Welt

Schweigeminute

Sekunden, Minuten der Stille...

zum Gedenken der Opfer von
Armut, Erdbeben, Flut und Krieg

Humanitäre Katastrophen

Worte, Leben, Hab und Gut verschüttet
Verzweiflung, Hilferufe Überlebender...

Lassen Sie uns in liebevoller Verbundenheit Anteilnehmen.

In stillem Gedenken

Bitte notieren Sie hier Ihre eigene(n) Affirmation(en):

Überprüfen Sie noch einmal, ob Ihre Affirmation für Sie wirklich passt und Sie sich mit ihr ohne innere Widerstände und Konflikte wohlfühlen.

FRIEDEN VERGISS UNS NICHT

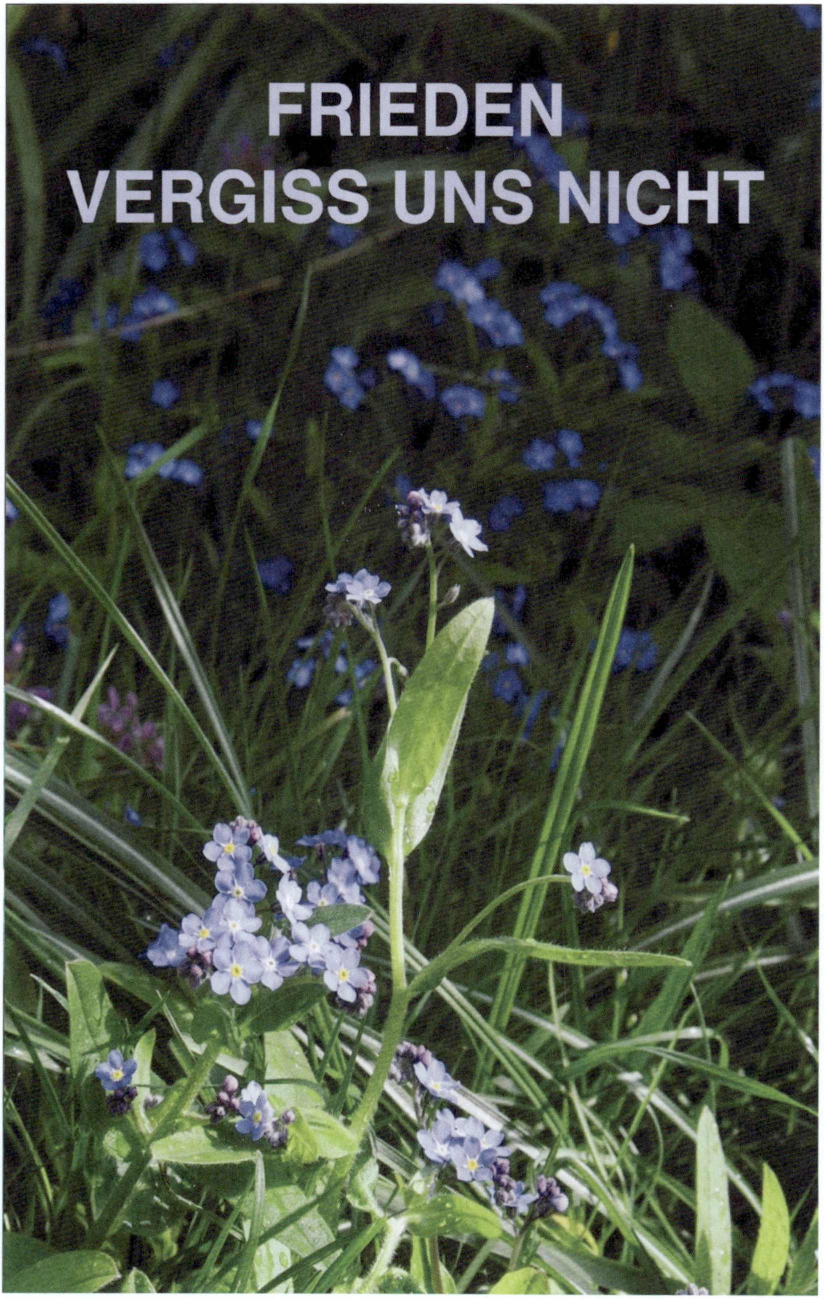

IMMUNSTARK durch ÄUßEREN FRIEDEN

Krone der Schöpfung

Aus aktuellem Anlass habe ich am 24. Februar 2022 dieses Kapitel in mein Buch aufgenommen: dem Tag der Eskalation des Ukraine-Konfliktes durch den Militäreinsatz Russlands: Krieg in Europa

Gesundheit und Heilung benötigen inneren und äußeren Frieden

Kunst in den verschiedensten Formen hat immer schon einen wichtigen Beitrag für Hoffnung und letztlich für den Weltfrieden geleistet.

Der Musiker Udo Jürgens (1934–2014) spendet mit und in seinen Liedern über seinen Tod hinaus Hoffnung. Die gesellschaftskritischen Texte regen zum Nachdenken an. Sie sind zeitlos und heute aktueller denn je, etwa sein Meisterwerk „Die Krone der Schöpfung". In diesem Stück geht es um Habgier, Umweltverschmutzung, Kriegsführung und Größenwahn. Es sagt so viel aus, erinnert uns, rüttelt uns wach. Text und Melodie bringen alles auf den Punkt.

Vielleicht kennen Sie dieses großartige musikalische Werk schon oder finden es im Internet.

Sehnsucht

Ein dunkler Tag. Es folgen noch dunklere Tage.
Aufteilung in Vorher und Nachher
Zeitenwende
Kriegerischer Schatten, Macht, Ausnahmezustand
Angst Tag und Nacht
Zusammenzucken
Schrecken
explosive Atmosphäre
zerstörte Leitungen
durchlöcherte Häuser und Kleider
Krieg – ein Ungeheuer, das allen die Luft zum Atmen nimmt
Friedliche Menschen sterben.
Verdruss und Schmerz
Mondlicht erhellt die Nacht
Aus verletzten Seelen rollen Tränen.
Ausharren, verharren, dicht an dicht
Fliehende
Eine düstere Geschichte, die erneut geschrieben wird.
Empörung, Fassungslosigkeit, Ohnmacht
Absurditäten
schwindende Demokratie
Blicke mit großer Sorge
sich zuspitzende Feindbilder
Boykott statt Prävention und Differenzierung
Verhärtete Strukturen
Zerbrochene Kultur
Vertstummte Musik

Sehnsucht nach Wahrheit
Sehnsucht nach Selbstverständlichkeiten
Sehnsucht nach Frieden

Gedankenanstoß für alle Konfliktparteien auf dieser Welt

Die sanfte Kunst des Segnens ist nicht an Religionen gebunden. Segnen dient dazu, das Gute zu fördern und Schutz zuzusichern. Das Wort „segnen“ steht stellvertretend für: ausstatten, bedenken, bereitstellen, beschenken, ermöglichen, helfen, mitgeben, spenden, vermitteln, versorgen, widmen und zuwenden.
Ich betrachte das sogenannte „Segnen“ als psychologische Hilfestellung für geistiges und körperliches Wohlbefinden. Es stärkt, ermutigt und begleitet uns. Ein Segen schenkt Hoffnung, Vertrauen und Zuversicht. Im Segen liegt eine ganz besondere Tiefe, die man mit Worten nur schwer beschreiben kann. Er ist ein bedeutungsvolles und wohltuendes Geschenk, er berührt unsere Seele. Sie können Ihre Familie, Freunde und Fremde segnen, auf dass sie mit ihren Ängsten und Sorgen nicht alleine bleiben. Gesegnet wird aus voller Überzeugung, mit vollem Bewusstsein und von Herzen kommend. Am besten segnen Sie in Gedanken oder wenn Sie alleine sind. Sie können auch fremde Menschen segnen, denen es an Liebe und Bescheidenheit fehlt, die sich durch Macht und Gier zum Täter machen.

Selbst wenn die vermittelten Wünsche nicht bei der entsprechenden Person ankommen, stärkt es den Menschen, der die Umstände erkennt und akzeptiert sowie der entsprechenden Person etwas Positives mit auf den weiteren Lebensweg gibt, bis hin zur Vergebung.

Wenn es Ihnen aufgrund Ihrer Weltanschauung unangenehm ist, mit dem Wort „Segnen“ zu arbeiten, dann können Sie es durch die oben genannten Synonyme ersetzen oder die Sätze wie folgt beginnen:

Ich wünsche dir …
Ich bitte dich, dass du erkennst …
Ich möchte dich darauf aufmerksam machen …
Ich spende dir hiermit Hilfe für …
Ich gebe dir ein …
Ich schütze …
Ich sende dir Erfolg bei der Einsicht …

Probieren Sie, genau wie bei den Affirmationen, was sich für Sie persönlich gut anfühlt. Folgen Sie Ihrer Intuition. Vertrauen Sie auf Ihre unterbewussten Gedanken und somit Ihrer Lebenserfahrung.

Segenstexte

Ich weiß, es ist alles andere als leicht und erfordert oft große Überwindung, mit jeder Menge Hingabe aus tiefstem Herzen Menschen, die Unrecht tun, Wärme zu schenken – also eine Liebe, die sie auf den ersten Blick nicht verdient haben:

Segen für Menschen, die durch Hass, Wut, Groll und Verachtung andere tief verletzen, sie vielleicht gar denunzieren. Auch ist dieser Segen für diejenigen, die ihre Macht missbrauchen und Krieg führen – in der Familie oder in der großen weiten Welt.

Ich segne deinen klaren Blick für Gerechtigkeit und Wahrheit.

Ich segne dein Bewusstsein, auf dass du erkennst, dass du selbst tief verletzt bist und auf deinem Lebensweg von einem Täter zum Opfer erniedrigt worden bist, statt mit Liebe und Herzenswärme gehalten und getröstet.
Aufgestaute Gefühle wie Hass, Wut und Groll führen in eine mentale Sackgasse, in der der Raum für Gesundheit und Heilung immer kleiner wird. Nur die Auflösung dieser sogenannten Geistesgifte schafft Platz und ermöglicht eine Wendung.

Ich segne deine Einsicht, dass Hass, Aggression und Machtmissbrauch nicht die Lösungen deiner Probleme sind, dass du nur durch Vergebung, ohne das Unrecht gutzuheißen, die verknöcherten Verletzungen aufweichen und Frieden finden kannst.
Durch Vergebung können Licht und Liebe im Herzen frei fließen – und von da aus im ganzen Körper.

Ich segne dein hungriges Verlangen nach Selbstliebe und Frieden.

Segen für mich

Um finstere Teile der eigenen Lebensgeschichte zu beenden, ist es hilfreich, sich selbst zu segnen – stets mit dem großen Ziel der Vergebung.
Dem Verantwortlichen für Unrecht zu vergeben, ohne es gutzuheißen, löst Hass, Wut und Groll auf, schafft tiefen inneren und äußeren Frieden.

Sie haben die Möglichkeit, Ihren Segen genau wie bei den Affirmationen für sich anzupassen an das, was Sie emotional gerade am dringendsten benötigen.

So könnte ein Segen für Sie selbst aussehen:

Ich segne meine Vergangenheit:
Damals war es so. Es war, wie es war.

Ich segne meine Fähigkeit der Akzeptanz, dass ich das Leben so annehmen kann, wie es ist.

Ich segne meine Sehnsucht nach Vergebung, auf dass all die bunten Farben des Lebens zurückkommen können.

Ich segne meine Sinne, auf dass sie rechtzeitig erkennen,
was gut für mich ist. Ich segne meinen Lebensweg, sodass er hell wird.

Ich segne meine Gedanken und Worte, sodass daraus gute Taten werden.

Ich segne die Gesundheit und Kraft meines Körpers, um auch in Krisenzeiten stark zu sein.

Ich segne mein Herz, auf dass es offen ist für Freude, Zärtlichkeit, Liebe und Licht.

Ich segne mich in meiner Dankbarkeit für Großes und Kleines,
für meine Chance hier auf diesem wunderschönen Planeten.

Manchmal können wir uns persönlich etwas nicht verzeihen.
Dann ist es hilfreich, sich selbst wahrzunehmen und anzuschauen.
Es ist auch hier wichtig zu akzeptieren, dass es damals eben so war,
und zu erkennen:
Ich konnte nicht anders, weil ich es zu dieser Zeit nicht besser wusste.

Ich segne meinen Körper mit all seinen Stärken, aber auch seinen Schwächen, auf dass ich ihn annehmen kann, wie er ist: so einzigartig.

Ich segne mein Mitgefühl, auf dass ich mein eigenes Leid in richtiger Distanz besser wahrnehmen und empfinden kann.

Ich segne meine Zuversicht, dass Gräben wieder aufgefüllt, Zerbrochenes wieder zusammengeführt und die Welt jeden Tag ein Stückchen besser wird.

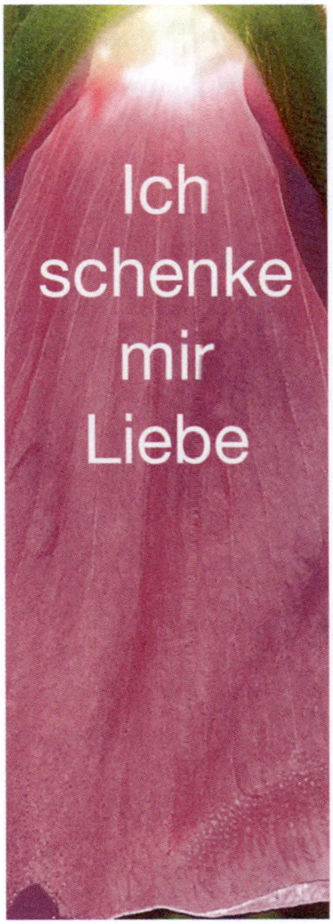

Frieden

innen und außen
außen und innen
innerer Frieden – äußerer Frieden
alle Menschen brauchen Frieden
innen und außen
außen und innen
alle Menschen brauchen Frieden auf dieser Welt
innen und außen
außen und innen
WELTFRIEDEN brauchen alle Menschen
außen und innen
innen und außen
alle Menschen brauchen WELTFRIEDEN
außen und innen
innen und außen
Frieden auf dieser Welt brauchen alle Menschen
außen und innen
innen und außen
Frieden brauchen alle Menschen
äußerer Frieden – innerer Frieden
innen und außen
außen und innen

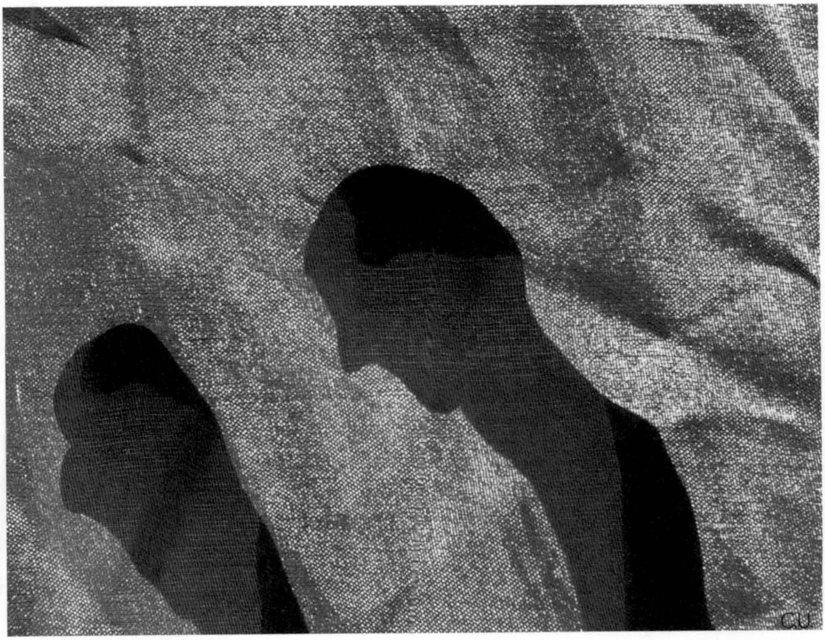
C.U.

Bitte notieren Sie hier Ihre eigene(n) Affirmation(en):

Überprüfen Sie noch einmal, ob Ihre Affirmation für Sie wirklich passt und Sie sich mit ihr ohne innere Widerstände und Konflikte wohlfühlen.

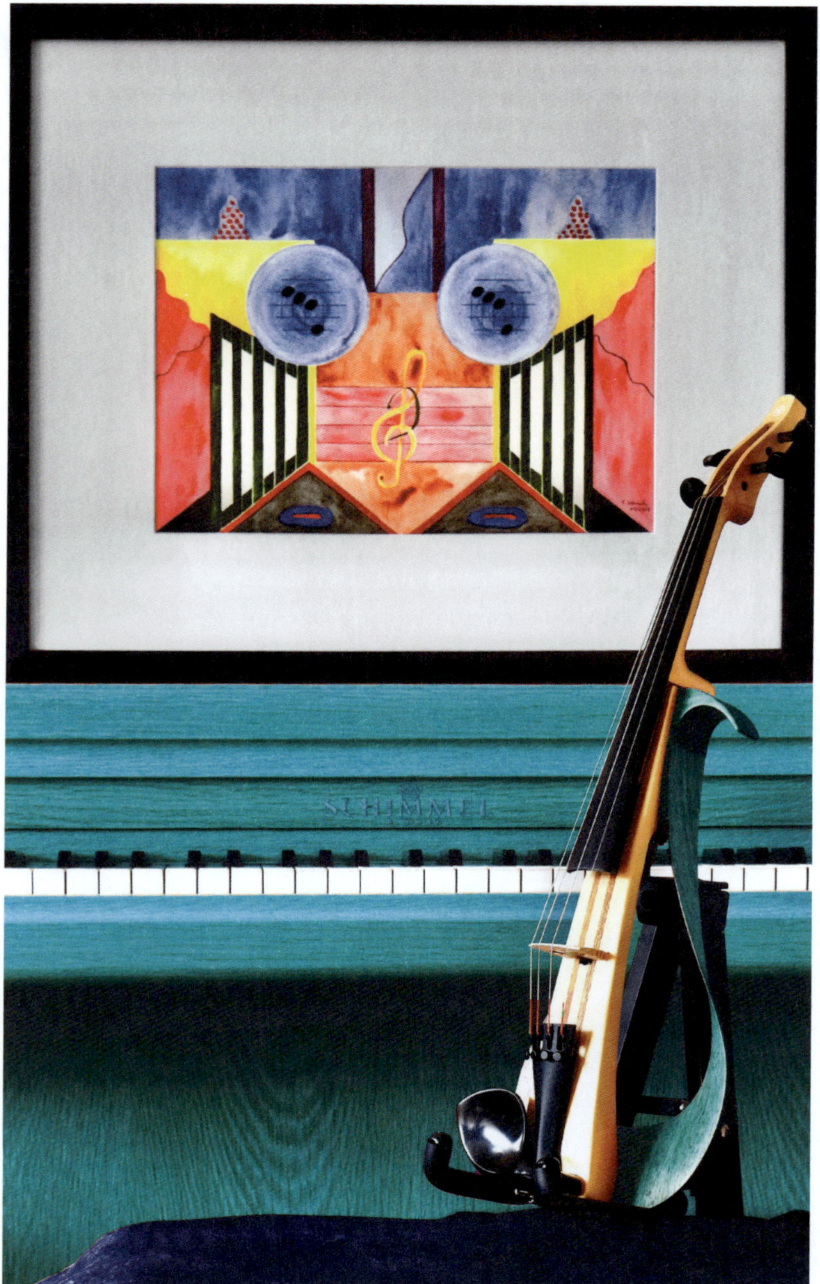
SCHIMMEL

IMMUNSTARK
durch
KUNST und MUSIK

Jeder Mensch braucht Kunst: Kunst lebt mit Menschen und belebt sie

Ja, jeder Mensch braucht Kunst – Groß und Klein, Jung und Alt, Mädchen und Jungen, Frauen und Männer sowie alle diversen Personen. Kunst in Form von Wort, Ton, Schrift und Bild fördert die Kommunikation. Selbst die Betrachtung der zahlreichen Naturwunder kann Erstaunliches bewirken. Leben und Erleben von darstellender und bildender Kunst, aktives Musizieren, Singen, aber auch das Hören von Musik lösen eine Vielzahl positiver Effekte auf unseren Körper aus. Durch die Erschaffung von Kunst entstehen Prozesse der Schöpfung und Transformation. Hervorgerufene Entspannungsabläufe führen zur Kräftigung von Leib und Seele. Die Anwendung von Kunst- und Musiktherapie liefert einen wertvollen Beitrag zur Heilung verschiedenster Krankheiten. Musik und Kunst als Therapie reduzieren emotionalen Stress, Belastungssymptome und Schmerzen. Sie helfen uns, in Lebenskrisen wieder aufzustehen.

Die Ausübung und das Erleben von Künstlerischem und Inspirierendem stärken unsere geistige und körperliche Widerstandsfähigkeit.

Selbst ohne Worte finden Musik und bildende Kunst Wege zu verblassten Erinnerungen und tiefen Gefühlen. Die Begegnung mit etwas Besonderem, fern vom Alltäglichen, ermöglicht den Zugang zur inneren Welt eines jeden Einzelnen. Lassen Sie uns den Augenblick der Gegenwart deutlich erleben. Lernen Sie, bewusst Atem zu holen und den Puls unseres Herzens zu spüren.

Kunst und Musik speisen unsere Wurzeln. Kunst erdet uns.

Kinder und Kunst

Unsere Kinder sind die allergrößten Künstler. Ihre beeindruckende Vorstellung von der Welt, ihre Fantasie, ihr endloses Staunen, ihr Gespür für Farben und Freiheit, für Größe und Gerechtigkeit gilt es zu erhalten und zu fördern.

Kunst schafft

Raum für Gefühle,
Raum für Zeit und
Raum für Lösungen.

Kunst spendet Trost und Lebensfreude.

Im Schulalltag ist es besonders wichtig, Kunst und Musik nicht durch die Hauptfächer wie Mathematik und Deutsch zu verdrängen – auch nicht, wenn der übervolle Lehrplan dazu verführt.

Kunst fängt den Blick

Lässt aufhorchen
Inspiriert
Transportiert Gefühle
Spiegelt menschliches Dasein

Kunst ist der Spiegel unserer Seele.

Vervielfältigung

Es ist Zeit, Monokulturen zu vervielfältigen

im Darm,
in der Forst- und Landwirtschaft und
in der pandemiebedingt fast ausgelöschten Kunstszene

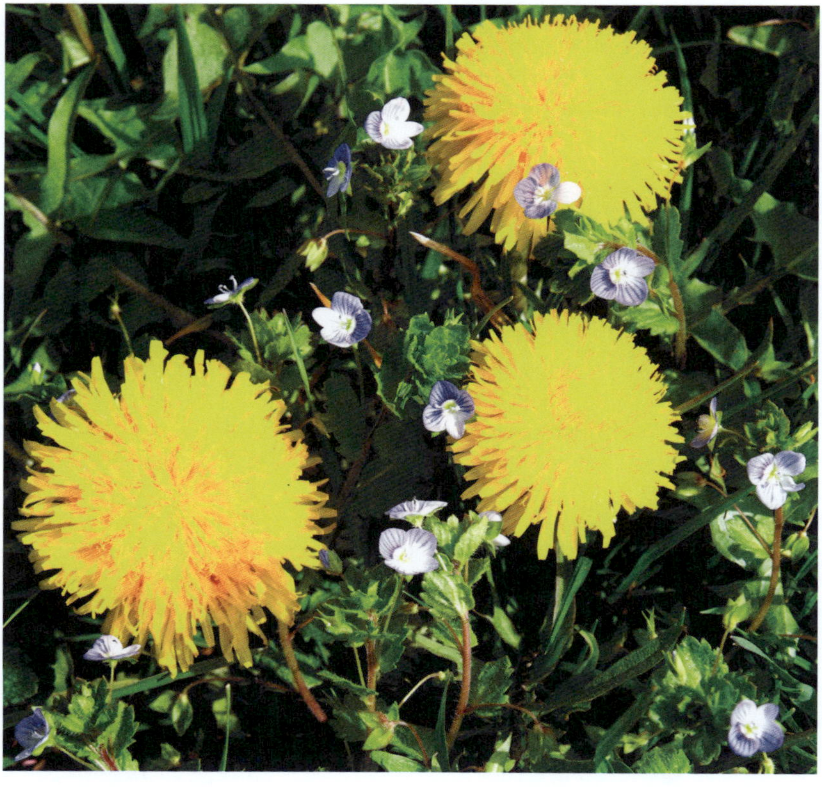

Bitte notieren Sie hier Ihre eigene(n) Affirmation(en):

Überprüfen Sie noch einmal, ob Ihre Affirmation für Sie wirklich passt und Sie sich mit ihr ohne innere Widerstände und Konflikte wohlfühlen.

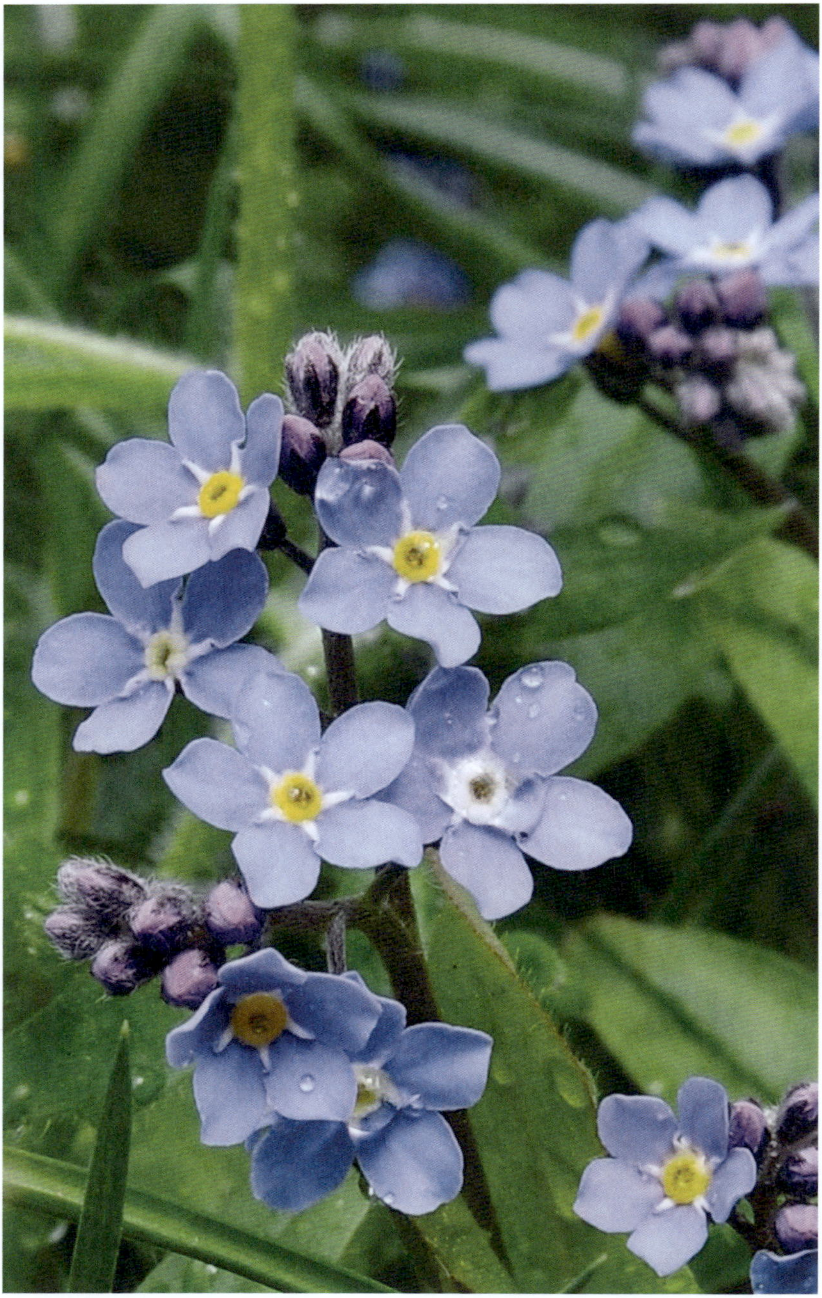

ABSCHLUSS GEDANKEN

–

LICHT im SCHATTEN

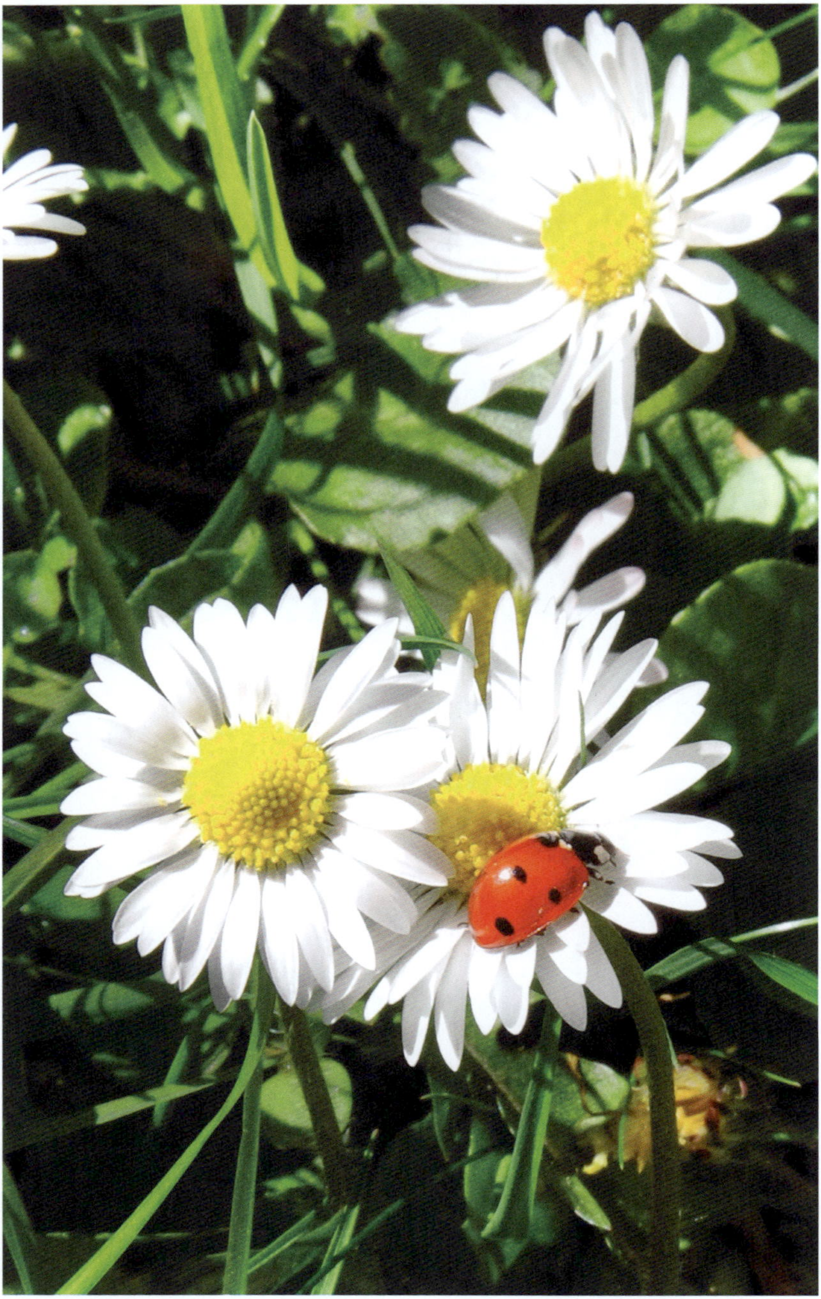

Licht im Schattendasein

Die Umsetzung von wertvollem Wissen über
Vitamin D3 und Co.,
gesunde Ernährung,
Meditation,
ausreichend Bewegung,
Wertschätzung von Menschen, Tieren, der gesamten Natur,
die Teilnahme am kulturellen Leben

lässt Schatten kleiner werden, sorgt für Licht – auch hinter
dem Horizont.

In diesem Sinne wünsche ich Ihnen alles erdenklich Gute
und eine immer besser werdende Gesundheit;
kommen Sie gut durch diese besondere Zeit!

Ihre

Cornelia Ulrich

Anhang

Anwendungstabelle 1.1

Beobachtung Vitamin-D3-Spiegel und Lebensgewohnheiten	Vor Therapiebeginn	Nach 1. Monat	Nach 6. Monat	Nach 12. Monat
Datum:				
25(OH)-Vit.-D3-Blutspiegel in ng/ml				
Beurteilung	**Ja/Nein**	**Ja/Nein**	**Ja/Nein**	**Ja/Nein**
Vit.-D3-Zielwert von mind. 40 ng/ml erreicht?				
Vit.-D3-Substitution bei geringer UV-B-Stahlung				
Täglich frisches Gemüse und Obst als Rohkost				
Regelm. Verzehr von ferment. Lebensmitteln				
Reduktion von Milchprodukten				
Reduktion von Fleischprodukten				
Reduktion von Zucker und Zuckeraustauschstoffen				
Täglich mind. 30 Min. körperliche Aktivität				
Tägliche Anwendung der Selbsthypnose				
Handy am Schlafplatz aus oder weiter entfernt platzieren bzw. Flugmodus aktivieren				

Anwendungstabelle 1.2

Beobachtung Vitamin-D3-Spiegel und Lebensgewohnheiten	Vor Therapiebeginn	Nach 2 Jahren	Nach 3 Jahren	Nach 4 Jahren
Datum:				
25(OH)-Vit.-D3-Blutspiegel in ng/ml				
Beurteilung	**Ja/Nein**	**Ja/Nein**	**Ja/Nein**	**Ja/Nein**
Vit.-D3-Zielwert von mind. 40 ng/ml erreicht?				
Vit.-D3-Substitution bei geringer UV-B-Stahlung				
Täglich frisches Gemüse und Obst als Rohkost				
Regelm. Verzehr von ferment. Lebensmitteln				
Reduktion von Milchprodukten				
Reduktion von Fleischprodukten				
Reduktion von Zucker und Zuckeraustauschstoffen				
Täglich mind. 30 Min. körperliche Aktivität				
Tägliche Anwendung der Selbsthypnose				
Handy am Schlafplatz aus oder weiter entfernt platzieren bzw. Flugmodus aktivieren				

Befindlichkeitstabelle 1.1

Beobachtung der Körperparameter in Zeiträumen	Vor Therapiebeginn	Nach 1. Monat	Nach 6. Monat	Nach 12. Monat
Datum:				
Körpergewicht:				
25(OH)-Vit.-D3-Blutspiegel in ng/ml				
Vitamin-B12-Spiegel Holo-Transcobalamin	in pmol/l		Kontrolle	alle 2 Jahre
Blutzuckerspiegel nüchtern in mg/dl:				
Blutdruck in mm/Hg:				
Einteilung nach Punkten	**Skala: 0-3**	**Skala: 0-3**	**Skala: 0-3**	**Skala: 0-3**
Antriebslosigkeit				
Chronische Müdigkeit				
Knochenschmerzen				
Kopfschmerzen				
Infektanfälligkeit				
Schlafstörung				
Wadenkrämpfe				
Beinkribbeln oder Taubheitsgefühle				

Die Einteilung der Beschwerden auf einer Skala von 0-3 bezieht sich auf folgende Punktangaben:

0: keine Beschwerden
1: wenig Beschwerden
2: mittelgradige Beschwerden
3: starke Beschwerden

Befindlichkeitstabelle 1.2

Beobachtung der Körperparameter in Zeiträumen	Vor Therapie-beginn	Nach 2 Jahren	Nach 3 Jahren	Nach 4 Jahren
Datum:				
Körpergewicht:				
25(OH)-Vit.-D3-Blut-spiegel in ng/ml				
Vitamin-B12-Spiegel Holo-Transcobalamin	in pmol/l		alle 2 Jahre	
Blutzuckerspiegel nüchtern in mg/dl:				
Blutdruck in mm/Hg:				
Einteilung nach Punkten	**Skala: 0-3**	**Skala: 0-3**	**Skala: 0-3**	**Skala: 0-3**
Antriebslosigkeit				
Chronische Müdigkeit				
Knochenschmerzen				
Kopfschmerzen				
Infektanfälligkeit				
Schlafstörung				
Wadenkrämpfe				
Beinkribbeln oder Taubheitsgefühle				

Die Einteilung der Beschwerden auf einer Skala von 0-3 bezieht sich auf folgende Punktangaben:

0: keine Beschwerden
1: wenig Beschwerden
2: mittelgradige Beschwerden
3: starke Beschwerden

Ernährungsprotokoll

Datum: ____________ Tag (1-7) ____________ Wochentag: ____________ Alltag oder freier Tag: ____________

Uhr-zeit	Ort	Menge	Lebensmittel roh, geschält, gekocht, gebraten; Medikamente	Menge	Getränke	Warum habe ich gegessen oder getrunken?	Befindlichkeit nach dem Essen oder Trinken

Bitte vergrößern und vervielfältigen Sie für sich das Ernährungsprotokoll und tragen Sie es bei der Führung eines Ernährungstagebuches täglich bei sich.

Ernährungsprotokoll speziell für Raucher*innen

Datum: ____________ Tag (1-7) __________ Wochentag: ___________ Alltag oder freier Tag: ______________

Uhrzeit	Ort	Menge	Lebensmittel roh, geschält, gekocht, gebraten; Medikamente	Menge	Getränke	Menge der Zigaretten oder Ähnlichem	Warum habe ich gegessen, getrunken oder geraucht	Befindlichkeit nach dem Essen, Trinken bzw. Rauchen

Bitte vergrößern und vervielfältigen Sie für sich das Ernährungsprotokoll und tragen Sie es bei der Führung eines Ernährungstagebuches täglich bei sich.

Medizinische Fachinformationen – Vitamin D3

Unterschied von 25-OH-Vitamin-D3 und 1,25-(OH)2-Vitamin-D3

Durch die UV-B-Strahlen der Sonne kommt es in unserer Haut zur Vitamin-D3-Produktion. Anschließend wird es im Fettgewebe, der Muskulatur und in der Leber gespeichert. Im Blutserum können wir den Vitamin-D3-Speichervorrat messen. Labormedizinisch wird der Wert als 25-OH-Vitamin-D3 angegeben. In der Leber und den Nieren erfolgt später die Umwandlung der Vitamin-D3-Speicherform in das aktive 1,25-(OH)2-Vitamin-D3. Nur diese aktive Form kann an den Rezeptoren der verschiedenen Körperzellen andocken.

Umrechnungsfaktoren der Vitamin-D3-Maßeinheiten

Leider werden für die Messung des 25-OH-Vitamin-D3-Spiegels im Blutserum wie auch für den Vitamin-D3-Gehalt in Nahrungsergänzungsmitteln unterschiedliche Maßeinheiten verwendet. Der Vollständigkeit halber zeige ich Ihnen deshalb hier die Möglichkeiten zur Umrechnung auf. Für die Verständlichkeit meiner Ausführungen sind keine Umrechnungen notwendig.

Aktuell verwendete Maßeinheiten für den 25-OH-Vitamin-D3-Spiegel:

- ng/ml (Nanogramm pro Milliliter)
- µg/l (Mikrogramm pro Liter)
- nmol/l (Nanomol pro Liter)
- Um Nanomol pro Liter in Nanogramm pro Milliliter umzurechnen, teilen Sie durch 2,5.
- 1 Nanogramm pro Milliliter entspricht also 2,5 Nanomol pro Liter: 1 ng/ml = 2,5 nmol/l
- 1 Nanogramm pro Milliliter entspricht 1 Mikrogramm pro Liter.

Aktuell verwendete Maßeinheiten für den Vitamin-D3-Gehalt:

- IE (Internationale Einheiten)
- µg (Mikrogramm)
- 1 Mikrogramm Vitamin D3 entsprechen 40 Internationale Einheiten Vitamin D3.
- 1 µg = 40 IE

Es ist also wichtig, die Maßeinheiten immer genau zu beachten!

Die Vitamin-D3-Therapie erfordert folgende labormedizinische Untersuchungen:

- 25-OH-Vitamin-D3
- Kalzium
- Magnesium: Gerade am Beginn einer Therapie sollten eher hochnormale Werte angestrebt werden, da Magnesium bei der Umwandlung in die aktive Vitamin-D3-Form eine wichtige Rolle spielt.
- Kreatinin

Weiterführende labormedizinische Untersuchungen bei Vorerkrankungen wie Demineralisierung der Knochen:

- Alkalische Phosphatase, als knochenspezifisches Enzym
- Phosphat: Es liefert Rückschlüsse über die Nierenfunktion, den Knochenstoffwechsel und den Säure-Basen-Haushalt.
- Parathormon: Diese biochemische Substanz ist beispielsweise im Rahmen einer Nebenschilddrüsen-Überfunktion erhöht, auch bei einer langjährigen Funktionsschwäche der Nieren und der Leber.

Bei Nierensteinen empfehle ich zusätzlich die Kontrolle von Kalzium im Urin. Da Vitamin-D3-Mangel-Patienten mit Resorptionsstörungen höhere Vitamin-D3-Dosen benötigen, müssen die Nierenwerte zudem engmaschig kontrolliert werden.

Bei Verdacht auf eine Vitamin-D3-Rezeptorblockade, zu hohen Kalzium- und Entzündungswerten im Blut, sollten zusätzlich das aktive Vitamin-D3-Hormon 1,25-(OH)2-Vitamin-D3 bestimmt werden. Durch die Betrachtung des Verhältnisses von Vitamin-D3-Speicher und aktiver Vitamin-D3-Form kann die Verstoffwechslung des Vitamin D3 im Körper kontrolliert und somit der Vitamin-D3-Status berechnet werden.

Therapeutischer Zielwert von Vitamin D3 im Blutserum: mindestens 40 ng/ml!

40 Nanogramm pro Milliliter bieten noch etwas Spielraum für den festgelegten unteren Normalbereich von 30 Nanogramm pro Milliliter. Gleichzeitig besteht ein großer Sicherheitsabstand bis zur Überversorgung. Mindestens 40 Nanogramm pro Milliliter Vitamin D3 im Blutserum – im Sommer wie im Winter – wäre weltweit ein sehr gutes Ziel, stünde für eine globale Prävention und somit für mehr Gesundheit.

Der Normalbereich von Vitamin D3 liegt bei 30 bis 100 Nanogramm pro Milliliter.

Zu keiner Zeit, in keinem Lebensalter sollten 30 Nanogramm pro Milliliter bei 25-OH-Vitamin-D3 im Blutserum unterschritten werden. Eine gute Orientierung bieten naturnah lebende Bevölkerungsgruppen fernab der Industrieländer:
Naturvölker weisen durchschnittlich 25-OH-Vitamin-D3-Werte um 50 Nanogramm pro Milliliter auf.
Dieses Wissen erlaubt uns einen mutigeren Umgang mit einer optimalen Vitamin-D3-Therapie.

Ursachen für einen ausbleibenden oder ungenügenden Anstieg des Vitamin-D3-Speichers im Blut

Steigt der 25-OH-Vitamin-D3-Speicher während der Therapie nicht ausreichend, kann Folgendes ein Grund dafür sein:

- Einnahmefehler
- Resorptionsstörungen (z. B. bei entzündlichen Darmerkrankungen, Operationen am Magen-Darm-Trakt)
- Magnesiummangel
- Vitamin-A-Mangel
- genetisch bedingt: Hierüber liefert die Bestimmung des freien 25-OH-Vitamins D3 Aufschluss. Der Anstieg des ungebundenen Vitamins D3 im Blut ist dann ein gleichwertiger Therapieerfolg.

Regelmäßige Blutuntersuchungen zu Beginn der Vitamin-D3-Anfangstherapie notwendig

Um Überdosierungen zu verhindern, ist es sehr wichtig, 25-OH-Vitamin-D3-, Kalzium- und Magnesiumspiegel sowie bei chronischen Erkrankungen gegebenenfalls noch weitere Laborparameter spätestens drei bis vier Wochen nach Therapiebeginn erneut zu kontrollieren. Im weiteren Verlauf ist es je nach Begleiterkrankung sinnvoll, innerhalb des ersten Jahres der Therapie die Vitamin-D3-Spiegel-Kontrolle durch entsprechende Blutuntersuchungen in zeitlich größeren Abständen zu wiederholen. Danach ist bei gesunden Patienten die 25-OH-Vitamin-D3-Spiegel-Kontrolle (einschließlich Kalzium und Magnesium) im Rahmen der Vitamin-D3-Erhaltungstherapie einmal jährlich ausreichend. Um vergleichbare Werte zu erhalten, ist es ideal, diese Untersuchungen immer zur selben Jahreszeit durchzuführen, am besten im Winter und beispielsweise immer im Februar.

Bitte keine Vitamin-D3-Supplemente vor der 25-OH-Vitamin-D3-Spiegelbestimmung im Blut

Gerade im Rahmen der hochdosierten Vitamin-D3-Anfangstherapie bei Erwachsenen ist es wichtig, vor der 25-OH-Vitamin-D3-Spiegelbestimmung im Blut mindestens drei bis fünf Tage vor der Blutabnahme die Vitamin-D3-Supplemente zu pausieren. Nur auf diese Weise ist gewährleistet, den tatsächlichen Vitamin-D3-Gehalt in den Körperzellen zu ermitteln. Wird dies nicht berücksichtigt, zeigen sich labormedizinisch zu hohe, also fehlerhafte Blutwerte. Man würde sich dann in falscher Sicherheit wiegen. Im Rahmen der Vitamin-D3-Erhaltungstherapie empfehle ich zwei bis drei Tage Pause vor der Blutabnahme.

Moderate Vitamin-D3-Anfangstherapie im Erwachsenenalter

So könnte eine Vitamin-D3-Anfangstherapie unter ärztlicher Begleitung bei einem 25(OH)-Vitamin-D3-Spiegel unter 23 ng/ml bei einer normalgewichtigen erwachsenen Person aussehen:

Vitamin-D3-Anfangstherapie:

- 40.000-60.000 IE Vitamin D3 einmalig
- 10.000 IE Vitamin D3 täglich für 1 Woche
  (sollten nur Kapseln mit 20.000 IE zur Verfügung stehen, empfehle ich eine Kapsel alle zwei Tage)
- 10.000 IE Vitamin D3 alle 2 Tage für 1 Woche

Hierbei gilt als Faustregel: Je niedriger der Vitamin-D3-Spiegel im Blut und je höher das Körpergewicht, desto höher die Einzeldosis. Abhängig vom Gesundheitszustand entscheidet die Therapeutin oder der Therapeut über die notwendige Dosierung. Die Speicherauffüllung sollte moderat erfolgen, um unerwünschte Wechselwirkungen im sehr empfindlichen Hormon-, Vitamin- und Mineralstoff-Haushalt zu verhindern.

Bereits während der Anfangstherapie ist vitamin- und mineralstoffreiche pflanzliche Kost notwendig, um nötige Cofaktoren für das Vitamin D3 zur Verfügung zu stellen. Nur auf diese Weise kann sich im Körper ein gesundes Gleichgewicht einstellen. Sollte dies nicht möglich sein, supplementieren Sie nach ärztlicher Absprache die im Buch aufgezeigten Cofaktoren als Nahrungsergänzungsmittel. Da es sehr schwierig ist, den Mehrbedarf an Magnesium während der hochdosierten Vitamin-D3-Anfangstherapie zu decken, empfehle ich bei intakter Nierenfunktion grundsätzlich die Substitution von bis zu zweimal täglich 100 mg Magnesium. Im Einzelfall können kurzzeitig zudem 200 mg Kalzium pro Tag zur Magnesium-Substitution während der Anfangstherapie notwendig sein.
Bitte achten Sie insbesondere während der Anfangstherapie auf eine ausreichende Flüssigkeitszufuhr von rund zwei Litern pro Tag. Am besten eignet sich hierfür stilles Mineralwasser.

Nach den zwei Wochen gilt es, eine ausreichende Erhaltungsdosis zu ermitteln, um ein Abfallen des Vitamin-D3-Spiegels im Blut zu vermeiden. Im Durchschnitt eignen sich in der sonnenarmen Zeit für normalgewichtige Erwachsene 2000 bis 3000 IE Vitamin D3 pro Tag. Um die Wirksamkeit der Therapie und mögliche Resorptionsstörungen festzustellen, ist nach etwa vier Wochen eine laborchemische Blutuntersuchung notwendig.

Vitamin-D3-Erhaltungsdosis für Erwachsene

Der Vitamin-D3-Bedarf ist individuell unterschiedlich. Patienten mit chronischen entzündlichen Darmerkrankungen leiden häufiger an einem Vitamin-D3-Mangel; sie benötigen höhere Dosierungen.
Die Vitamin-D3-Erhaltungsdosis ist immer vom Körpergewicht abhängig. Menschen in nördlichen Breitengraden mit einem geringen Körpergewicht, zum Beispiel 50 Kilogramm, beziehungsweise niedrigem Body-Mass-Index benötigen in der Regel 2000 IE Vitamin D3 pro Tag im Winterhalbjahr und bei wenigen Aufenthaltsmöglichkeiten im Freien auch im Sommer.

Erfahrungsgemäß liegt der Tagesbedarf bei normalgewichtigen Personen bei 2000 bis 3000 Internationalen Einheiten pro Tag. Für stark übergewichtige Personen und Patienten mit Resorptionsstörungen sind häufig höhere Dosierungen notwendig. Hier ist eine engmaschige ärztliche Anbindung besonders wichtig.

Der 25-OH-Vitamin-D3-Wert sollte stets bei mindestens 40 Nanogramm pro Milliliter liegen. Mit Blick auf die Vitamin-D3-Blutspiegel der naturnah lebenden Völker können 50 Nanogramm pro Milliliter angestrebt werden.

Je nach Darmgesundheit, Körperfettanteil, Vorerkrankungen und genetischer Veranlagung liegt der tägliche Vitamin-D3-Gesamtbedarf für einen Erwachsenen bei 35 bis 60 IE pro Kilogramm Körpergewicht. Hierbei ist die Vitamin-D3-Aufnahme über die Nahrung beziehungsweise die Eigensynthese in der Haut mit zu berücksichtigen.

Bitte bestimmen Sie nur zusammen mit Ihrem behandelnden Arzt oder Ihrer behandelnden Ärztin die für Sie notwendige Tagesdosierung!

Vitamin-D3-Therapie bei Adipositas erfordert Fingerspitzengefühl und Mut zugleich

Bei der Vitamin-D3-Therapie ist unbedingt zu beachten, dass Patienten mit einem höheren Körperfettanteil gleichzeitig höhere Vitamin-D3-Dosierungen benötigen. Hierbei ist es ganz wichtig zu verstehen, dass das fettlösliche Vitamin D3 in den Fettzellen eingelagert wird und dem Körper somit nicht in ausreichendem Maße zur Verfügung steht. Erschwerend kommt hinzu, dass bei adipösen Patienten häufig eine Fettleber vorliegt. In diesem Zusammenhang sind die Vitamin-D3-Stoffwechselprozesse eingeschränkt.

Zaghafte Unterdosierungen sind kraftlos und nicht zielführend.

Vitamin-D3-Dosis für Schwangere und stillende Mütter

In der Schwangerschaft haben Frauen einen höheren Vitamin-D3-Bedarf. Je nach Körpergewicht benötigen Schwangere mindestens 3000 IE am Tag.
Abhängig vom Vitamin-D3-Blutspiegel, von der möglichen Sonnenexposition und gesteigerter Kalzium-Ausscheidung über die Nieren sowie von möglichen Risikofaktoren beziehungsweise Vorerkrankungen empfehlen die gynäkologische und/oder die hausärztliche Praxis die notwendige Dosierung.

Normalgewichtige Mütter, die ihre Kinder stillen, benötigen eine tägliche Vitamin-D3-Dosis von mindestens 4000 IE, um einen Übergang des Vitamin D3 in die Muttermilch zu erreichen.
Kann diese hohe Dosis nicht über die Vitamin-D3-Eigensynthese der Haut und die Nahrung erzielt werden, müssen wie ausgeführt Supplemente diese Aufgabe übernehmen.
Um sicherzustellen, dass der voll gestillte Säugling mit ausreichend Vitamin D3 versorgt wird, empfehle ich die separate Versorgung des Säuglings mit beispielsweise 400 IE am Tag.
So könnte in Absprache mit dem behandelnden Kinderarzt die empfohlene Dosis vom Säugling beispielsweise in Form von Tropfen von der Fingerkuppe oder der Brustwarze abgeleckt werden.
Die stillende Mutter würde dann nur ihre eigene Vitamin-D3-Dosis in Abhängigkeit von ihrem Körpergewicht und in Absprache zuführen. I

Jeder Säugling benötigt täglich Vitamin-D3-Supplemente

Neugeborene haben ein sehr hohes Risiko für einen Vitamin-D3-Mangel. Sie sind stark gefährdet, an Rachitis zu erkranken. Bei normalgewichtigen Säuglingen beträgt der tägliche Vitamin-D3-Bedarf 400 bis 500 IE.
Auch Säuglinge, die mit industriell hergestellter Säuglingsnahrung gefüttert werden, benötigen zusätzlich 400 bis 500 IE Vitamin D3 pro Tag, da der Vitamin-D3-Anteil in der Nahrung zu gering ist.
Weil Frühgeborene mit einem zu niedrigen Geburtsgewicht noch weniger Vitamin-D3-Speicherkapazität aufweisen, kann ihr Bedarf doppelt so hoch sein. Die tägliche Vitamin-D3-Substitution wird von Kinderärzten bis zum zweiten erlebten Sommer empfohlen.

Häufig werden Vitamin-D3-Präparate in Kombination mit zahnschützenden Fluoriden angeboten. In diesem Zusammenhang weise ich aber darauf hin, dass Fluoride am besten lokal wirksam sind und in den ersten sechs Lebensmonaten nicht zugeführt werden sollten.
Um den Säugling nicht unnötig zu belasten, ist es sinnvoll, nur reine Vitamin-D3-Präparate zu verabreichen.
Der beste Zahnschutz ist ohnehin der Verzicht auf Säfte und gesüßte Getränke aus der „Nuckel"-Flasche sowie eine gute Mundhygiene.

Vitamin-D3-Dosis für Klein- und Schulkinder

Ein im Winter geborenes Kind benötigt allein zur Rachitis-Prophylaxe die ersten anderthalb Lebensjahre 400 bis 500 IE Vitamin D3 täglich. Darüber hinaus bleibt der zusätzliche Bedarf aufgrund des notwendigen Hautschutzes, der Umweltverschmutzung und der nördlichen Breiten, in denen wir leben, zumindest im Winterhalbjahr bestehen. Aufgrund des großen Pro-Hormon-Wirkungsspektrums von Vitamin D3 ist eine Substitution also weiter zu empfehlen. Dies sollte unbedingt mit dem behandelnden Kinder- oder Jugendarzt besprochen werden.

Vitamin-D3-Blutspiegel-Untersuchungen haben gezeigt, dass die Vitamin-D3-Spiegel bei Kindern nach der Einschulung drastisch abfallen. Denn Bewegungen im Freien sind dann nur noch begrenzt möglich und am späten Nachmittag ist der UV-B-Anteil der Sonnenstrahlen zu gering für eine ausreichende Vitamin-D3-Eigensynthese in der Haut. Lockdown-Maßnahmen, Online-Unterricht, Sport in Turnhallen oder Fitnessstudios, Hausaufgaben und außerschulische Projekte in geschlossenen Räumen erhöhen das Vitamin-D3-Mangel-Risiko zusätzlich.
Sie sehen, auch unseren Schützlingen verbleibt nicht mehr viel Zeit unter freiem Himmel. Das kann selbst im Sommer zum Problem werden. Der ungehinderte Kontakt der Haut mit den UV-B-Strahlen der Sonne wird immer schwieriger. Überdies kann es nicht oft genug kommuniziert werden, dass gerade in nördlichen Breitengraden während der Wintermonate eine deutliche Vitamin-D3-Unterversorgung, ja sogar ein schwerer Mangel vorliegt. Im Hinblick auf die vielschichtigen Zusammenhänge des Pro-Hormons in unserem Körper und die mannigfaltigen Hindernisse zwischen der UV-B-Strahlung und der Vitamin-D3-Eigensynthese in der Haut empfehle ich deswegen auch bei Kindern zumindest in der dunklen Jahreszeit ab Anfang Oktober bis Ende März eine Vitamin-D3-Substitution.

Durch die Supplementation mit 600 bis 800 IE Vitamin D3 pro Tag bei Kindern bestehen keine Bedenken, auch nicht bei 1000 IE im Schulalter.
Eine gute Vitamin-D3-Versorgung schafft ein starkes Immunsystem, kräftige Knochen und Muskeln. Sie ermöglicht eine geringere Anfälligkeit für Atemwegsinfekte.

Medizinische Fachinformationen – Gesunde Darmflora

Anwendung von Probiotika-Präparaten

Zunächst sollte die Notwendigkeit, die entsprechende Auswahl und die Dauer der Anwendung von probiotischen Präparaten im Rahmen der ärztlichen Behandlung besprochen werden. Sie ist unter anderem abhängig von der Stuhlprobe.
Die Probiotika-Einnahme kann mehrere Wochen bis mehrere Monate erforderlich sein. Während einer antibiotischen Therapie ist es wichtig, das Probiotikum zeitlich versetzt zum Antibiotikum einzunehmen. Hierbei sollte der Abstand mindestens zwei Stunden betragen. Nur so ist gewährleistet, dass die Antibiose die Bakterienstämme nicht sofort zerstört. Um Nebenwirkungen wie Blähungen, Durchfall und Bauchschmerzen zu vermeiden, ist eine langsame Dosissteigerung zu empfehlen. Wie viele Milliarden Koloniebildende Einheiten (KbE) am Tag nötig sind, ist stark von den Beschwerden sowie den laborchemischen und mikrobiologischen Befunden abhängig. Während manche Patienten mit Durchfallerkrankungen von über fünf Milliarden KbE profitieren, können Patienten mit schweren Entzündungen durch das Einschleusen von Probiotika gefährdet werden. Dasselbe gilt für stark geschwächte Patienten.

Demzufolge dürfen Probiotika-Präparate nicht eingenommen werden bei

- schweren Entzündungen,
- stark geschwächten Patienten und
- medikamentös bedingter Unterdrückung des körpereigenen Abwehrsystems.

Generell können sich zu hoch dosierte, aber auch zu lang eingenommene Probiotika-Präparate negativ auf das Mikrobiom im Darm auswirken. Die ungezielte Einnahme von Probiotika als Nahrungsergänzungsmittel ist also nicht zu unterschätzen und auch nicht zu empfehlen.

Folgende Bakterienkulturen werden beispielsweise für Probiotika-Präparate eingesetzt:

- Bifido-Bakterien
- Laktobazillen
- Escherichia-coli-Bakterien

Die einzelnen Bakterienstämme produzieren sehr unterschiedliche Substanzen, zum Beispiel

- natürliche „Antibiotika", wie Lugdunin:
  Dieser antimikrobielle Wirkstoff wird von „gutartigen Baktrien" der Nasenschleimhaut produziert und kann krankmachende Bakterien zerstören.;

- Milchsäure;
- Wasserstoffperoxid;
- Kohlendioxid;
- Alkohol und
- Methan.

Mit diesem Wissen kann man verstehen, dass eine ungezielte Einnahme von Probiotika-Präparaten auch problematisch werden kann. Dabei ist eine Fehlbesiedlung im Dünndarm möglich. Die vielen Stoffwechselendprodukte der Bakterien können den Körper negativ belasten.

Bei krebskranken Patienten besteht im Rahmen der Immuntherapie die Möglichkeit, die Methode der Stuhltransplantation anzuwenden. Auf diesem Gebiet gibt es allerdings noch viel zu erforschen.

Das Verfahren der Stuhltransplantation hat ein großes Potenzial

Die Stuhltransplantation wird seit einigen Jahren praktiziert. Gerade wenn die Dickdarm-Bakterien Clostridioides (früher Clostridium) difficile nach einer antibiotischen Behandlung überhandnehmen und zu einer Infektion führen, ist diese Methode sehr vielversprechend.

Infektionen mit Clostridioides difficile entwickeln sich nicht selten im Krankenhaus nach einer Antibiotika-Gabe. Die Patienten klagen über wässrige Durchfälle – zum Teil blutig –, Übelkeit, Bauchschmerzen und Fieber. Die gleichzeitige Behandlung mit einem Protonenpumpenhemmer gegen Sodbrennen erhöht die Gefahr einer Infektion. Leider wird bei dieser Dickdarm-Entzündung aktuell nach schulmedizinischem Standard mit einem anderen Antibiotikum antibiotisch weitertherapiert. Bei rund einem Viertel der Patienten kann die hohe Zahl der Bakterien Clostridioides und somit die schwere Infektion mit Antibiotika nicht gelindert werden.
In diesem Fall trägt die Krankenkasse die Kosten des Eingriffs.

Die Einnahme von Medikamenten, durchgemachte Infektionen, Entzündungen, aber auch Ernährungsumstellungen können zu einer dauerhaften Veränderung des Mikrobioms führen.
Auch wenn große Meta-Studien teuer sind, ist es wichtig, auf diesem Gebiet noch vielseitiger zu forschen.

Weitere mögliche Anwendungsgebiete der Stuhltransplantation

Mittlerweile kennt man viele Zusammenhänge zwischen einem geschädigten Mikrobiom und chronischen Krankheiten. Immer häufiger werden Stuhltransplantationen auch bei chronischen Darmentzündungen durchgeführt. Während der Immuntherapie bei Krebspatienten macht man sie sich ebenfalls zunutze. Bei starken Resorptionsstörungen im Rahmen der Vitamin-D3-Therapie sollte die Therapieoption abgeklärt werden. Wie bei der Gabe von Probiotika-Präparaten muss das Immunsystem des Patienten hierfür stark genug sein.

Wenn bisher alle schulmedizinischen Behandlungsmaßnahmen fehlgeschlagen sind, können folgende chronische Erkrankungen von einer Stuhltransplantation profitieren:

- chronische Erkrankungen des Dickdarms und des Dünndarms
- chronisches Erschöpfungssyndrom
- Diabetes Typ 2
- Übergewicht
- Allergien
- Depressionen
- Multiple Sklerose
- Krebserkrankungen (Immuntherapie)

Geeignete Spender für die Stuhltransplantation finden

Spezialisierte Mediziner suchen zunächst im engsten Familienkreis nach einem gesunden Spender. Im Idealfall sollte er noch nie Antibiotika eingenommen haben und möglichst schlank sein. Aufgrund der modernen Ernährungs- und Lebensweise sowie häufig verabreichter Medikamente ist es gar nicht so einfach, einen geeigneten Spender zu finden.

Methode der Stuhltransplantation kurz erklärt

Zunächst werden das Blut und der Stuhl des Spenders gründlich laborchemisch und mikrobiologisch untersucht. Es wird sehr genau darauf geachtet, dass keine multiresistenten Bakterien übertragen werden. Nach gezielter Auswahl erfolgt die Reinigung des Spender-Mikrobioms. Anschließend wird es zum Beispiel im Rahmen einer Darmspiegelung verpflanzt. Optisch handelt es sich hierbei um eine fast klare Flüssigkeit. Auch durch das Schlucken einer Kapsel kann das fäkale Mikrobiotikum transplantiert werden. Mittlerweile gibt es viele Kliniken und Zentren, die sich darauf spezialisiert haben. Der Unterschied zu Probiotika-Präparaten besteht in der Verpflanzung eines kompletten Mikrobioms, das von Natur aus aufeinander abgestimmt und aktiv ist. In einem gesunden Verdauungstrakt kommen über 1000 verschiedene Bakterienarten vor. Diese Artenvielfalt des Mikrobioms in einem fein abgestimmten Verhältnis macht man sich bei der Stuhltransplantation zunutze.

Von Selbstbehandlungsversuchen, wie sie aktuell erschreckenderweise praktiziert werden, möchte ich in diesem Zusammenhang dringend abraten! Sie sind unprofessionell und extrem gefährlich!

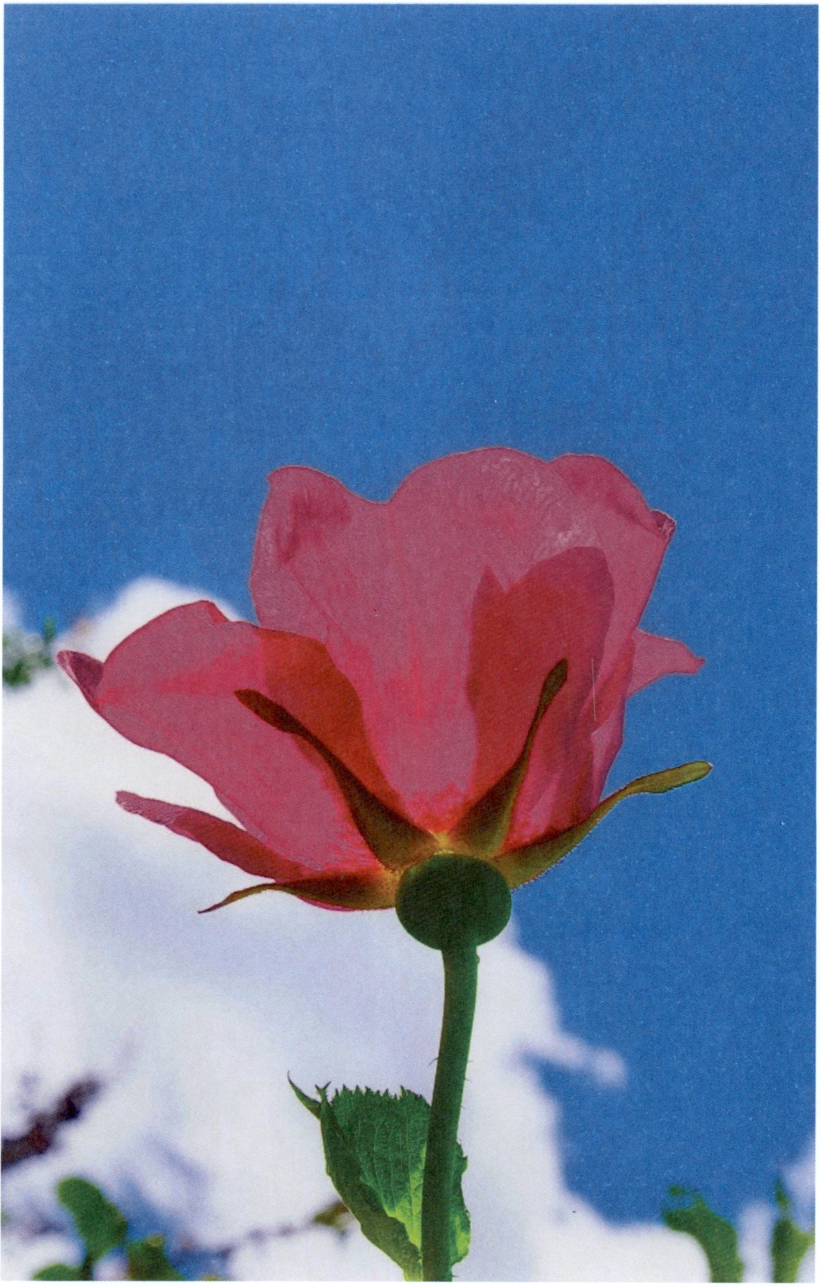

Liebe Leserin und lieber Leser,
liebe Lesende

hiermit bedanke ich mich für
Ihr Vertrauen
auf dem Weg zu
mehr Gesundheit und Lebendigkeit.

Passen Sie gut auf sich auf.

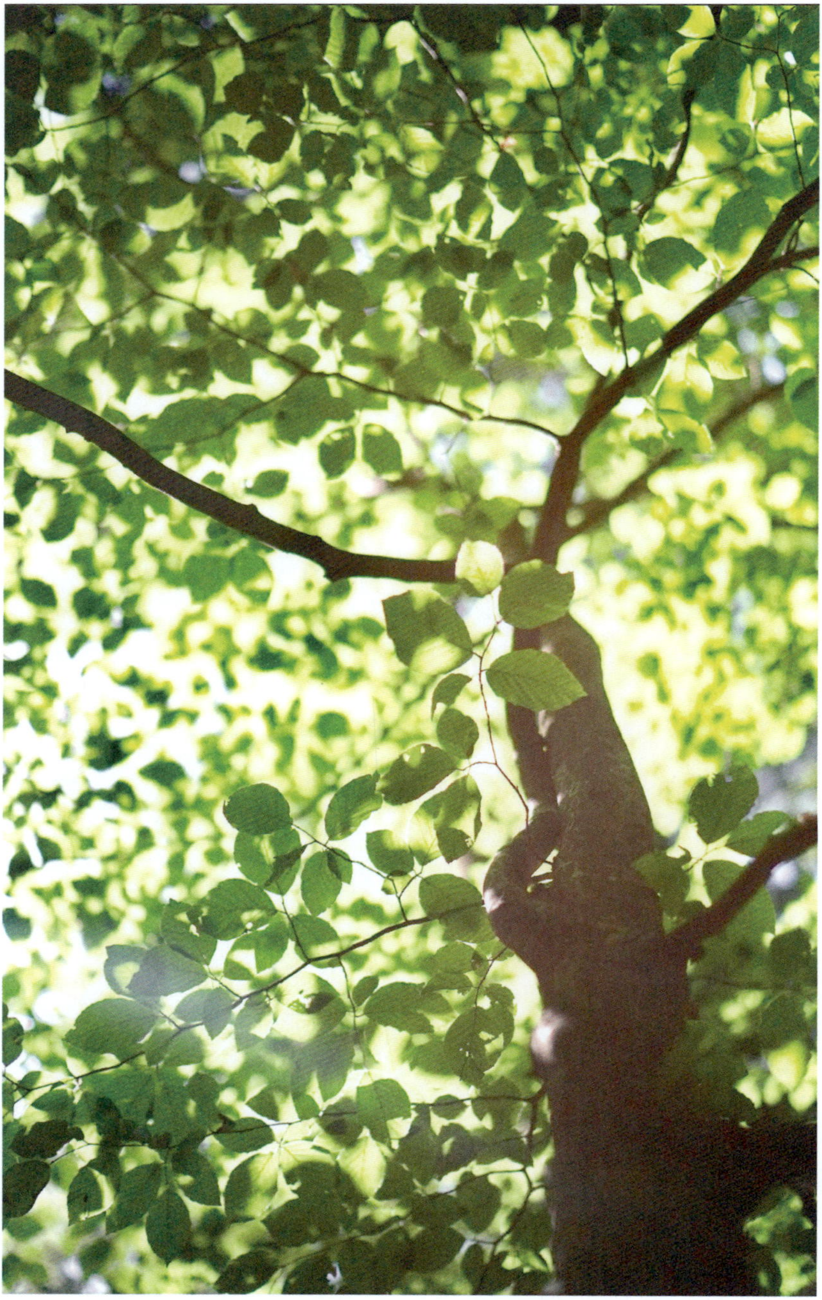

Sag danke – Danksagung

Ich danke Dir.
Ich danke Ihnen …

für die vielen Farbtupfer auf meinem Weg;
vielen Dank für Unterstützung, Chancen, Geduld, Oasen.

Danke für Sonne und Regen.
Danke für das Licht der Welt und
danke für den Wind, der durch mich hindurchweht.

Ich danke Ihnen und Euch aus tiefstem Herzen,
die es mir erst ermöglicht haben,
dieses Werk zu erschaffen.

Herzlichst Cornelia Ulrich

Alle Kapitel im Überblick

Buchbewertung

Die Bethe-Stiftung in Köln schreibt:

„Aus unserer Sicht ein wirklich sehr beachtenswertes Werk, welches zum besseren Wohlbefinden führen kann. Aus diesem Grund haben wir uns zu einer finanziellen Förderung entschieden."

BETHE-STIFTUNG